NARENDRA L PRABHU
SUNITA CHOUDHARY
TUSHYATA CHANDOK

TÉCNICAS DE MOLDAGEM EM IMPLANTOLOGIA

NARENDRA L PRABHU
SUNITA CHOUDHARY
TUSHYATA CHANDOK

TÉCNICAS DE MOLDAGEM EM IMPLANTOLOGIA

ScienciaScripts

Imprint

Cover image: www.ingimage.com

This book is a translation from the original published under ISBN 978-3-659-47778-2.

Publisher:
Sciencia Scripts
is a trademark of
Dodo Books Indian Ocean Ltd. and OmniScriptum S.R.L publishing group

120 High Road, East Finchley, London, N2 9ED, United Kingdom
Str. Armeneasca 28/1, office 1, Chisinau MD-2012, Republic of Moldova, Europe
Printed at: see last page
ISBN: 978-620-8-32649-4

INTRODUÇÃO

As necessidades dos pacientes na prática dentária moderna são altamente exigentes. Para satisfazer as exigências dos pacientes e atingir objectivos mais elevados, foram desenvolvidas várias técnicas de tratamento na última década. Uma dessas técnicas de tratamento que surgiu com sucesso são os implantes dentários. Com a introdução dos implantes pela Branemark, as modalidades de tratamento em medicina dentária evoluíram a passos largos. Os tratamentos com implantes ultrapassaram as várias limitações do procedimento de tratamento protético convencional. Proporcionou a solução perfeita para os problemas funcionais e as necessidades psicológicas do paciente. Com esta evolução, os implantes integrados Osseo provaram ser bem sucedidos no tratamento de desdentados e parcialmente desdentados. O sucesso dos implantes dentários é influenciado por vários factores. Um dos principais factores que afectam o resultado do tratamento é o procedimento de moldagem envolvido no fabrico da prótese sobre implantes, que é definido como a réplica negativa dos dentes e dos tecidos orais. Uma boa moldagem constitui a base para um tratamento protético bem sucedido. O ambiente oral representa um desafio para o dentista, que tem de o reproduzir para o fabrico de várias próteses. Para conseguir uma impressão correta, é necessário ter conhecimentos da anatomia oral, das várias técnicas de impressão e da ciência do material de impressão utilizado. Além disso, a competência e a seleção adequada do material e da técnica desempenham um papel importante. O princípio básico subjacente à realização de uma moldagem é proporcionar apoio, retenção e estabilidade à prótese. A impressão também actuará como base para melhorar o aspeto da prótese. Ao mesmo tempo, a moldagem deve registar todas as potenciais superfícies de suporte da prótese disponíveis. Na última década, desenvolveu-se uma variedade de técnicas de moldagem para o fabrico de próteses implanto-suportadas. A seleção de uma técnica específica depende da avaliação de um determinado doente e da situação clínica presente. No fabrico de implantes, o principal objetivo da moldagem é registar e transferir a relação entre os pilares de fixação integrados Osseo não rígidos e reproduzir a relação no molde mestre. A técnica de moldagem selecionada para a prótese implanto-suportada específica tem de registar as áreas de suporte dos tecidos moles e o posicionamento exato do componente do implante. A diferença de resiliência entre o implante e a mucosa também deve ser considerada durante a realização das moldagens para próteses implanto-suportadas. Por conseguinte, é essencial obter uma impressão exacta em próteses implanto-suportadas devido à natureza do ajuste do material de impressão. As imprecisões introduzidas durante a técnica de moldagem podem causar o desajuste da prótese, o que pode levar a uma distribuição desigual da força e a possíveis complicações da prótese, como o afrouxamento do parafuso do pilar e imprecisões oclusais. Embora tenha sido desenvolvida uma variedade de técnicas de moldagem para o fabrico de próteses implanto-suportadas, cada uma tem as suas próprias limitações e não pode ser utilizada em todas as situações. Assim, a seleção de uma determinada técnica de moldagem, que influencia grandemente o resultado do tratamento, continua a ser uma tarefa difícil. Este artigo destaca as várias técnicas de moldagem, os seus méritos e deméritos no fabrico de próteses implanto-suportadas e também a seleção de uma técnica adequada para a situação clínica correspondente.

HISTÓRIA DOS IMPLANTES

Foi demonstrado que a civilização Maia utilizou os primeiros implantes, datados de cerca de 600 d.C.[48] . Utilizaram peças de prateleiras em forma de dentes para substituir os dentes em falta. A forte evidência disto vem do facto de terem sido encontrados durante a escavação fragmentos de mandíbula de origem maia, datando aproximadamente do mesmo período acima mencionado. Foi observado que três pedaços de concha em forma de dente tinham sido colocados nas cavidades de três dentes incisivos em falta. O estudo de raios X efectuado por Bobblo[44] em 1970 mostrou que se formou osso compacto à volta destes implantes.

Os implantes dentários de osso e marfim citados nos registos arqueológicos da China e do Egito antes da era comum dão-nos uma ideia de que os implantes eram utilizados durante estes tempos pré-históricos. No entanto, não existem provas nem literatura suficientes para o efeito.Durante os séculos 16th e 17th foram utilizados implantes de ouro e marfim. Em 1809, Maggilo[44] de Paris colocou um implante de ouro de fase única sem coroa para cicatrizar passivamente no local de extração recente. Mas esta tentativa foi um fracasso, uma vez que se registaram dores e inflamações graves no local após a colocação. Em 1891, Znamenski implantou um dente artificial com porcelana, borracha e guta-percha que tinha ranhuras na parte da raiz para facilitar a adesão dos tecidos.

Em 1913, Greenfield[48] relatou a implantação de uma cesta oca de duas peças de irídio-platina fabricada com fio de irídio de calibre 24 soldado com ouro de 24 quilates no processo alveolar para suportar coroas e próteses parciais fixas. Em 1937, Adams concebeu um implante cilíndrico roscado submerso com um fundo redondo, um colar gengival liso e uma tampa de cicatrização. Foi aparafusada uma cabeça esférica à raiz, que foi utilizada para reter a sobredentadura. Em 1947, Marziuni ancorou próteses completas através de raízes de porcelana ou acrílico inseridas nos alvéolos. O sucesso destes métodos de tentativa e erro foi muito reduzido. Em 1963, Leonard I. Linkow[44] introduziu o primeiro implante endósseo auto-roscante em forma de raiz, conhecido como implante de ventilação. O protocolo aconselhado consistia em carregar imediatamente estes implantes com sobredentaduras ou próteses parciais fixas. Este conceito conduziu mais tarde ao conceito de carga imediata de implantes.

O ano de 1978 assistiu a um grande avanço na implantologia dentária. Durante este ano, o Dr. Per-Ingvar Branemark, da Universidade de Goteborg e do Instituto de Tecnologia Aplicada da Suécia, revelou o conceito de ancoragem óssea direta dos implantes, conhecido como osseointegração. No entanto, durante este período de tempo, existiam duas grandes escolas de pensamento relativamente aos implantes. Na América, os implantes em forma de lâmina eram colocados no osso e, em seguida, os pilares eram fixados à lâmina, sendo as pontes fixadas posteriormente aos pilares. No entanto, na Suécia, Brane mark estava a fazer investigação, colocando um cilindro de titânio no osso, deixando-o submergir abaixo das gengivas durante três a seis meses, enquanto a cicatrização amadurecia e o osso se fixava ao implante. Por volta de 1980, Branemark[44] apresentou a sua investigação, que tinha provas clínicas e de investigação esmagadoras em comparação com os métodos americanos. Por conseguinte, o método de Branemark foi amplamente aceite em todo o mundo. Depois disso, verificou-se um grande desenvolvimento da implantologia dentária e, atualmente, já foram colocados mais de 7 milhões de implantes do sistema Branemark e centenas de outras empresas produzem implantes.

OSSEOINTEGRAÇÃO

A osteointegração pode ser definida como um processo em que, de forma clinicamente assintomática, se consegue uma fixação rígida de materiais aloplásticos, que é mantida durante a carga funcional. Estes implantes ósseos estáveis têm uma interface que consiste principalmente em tecido ósseo. É diferente da dentição natural, onde os dentes estão ancorados ao osso circundante através de um tecido conjuntivo altamente diferenciado, o ligamento periodontal. A ligação que actua sobre um implante osseointegrado é biomecânica. Isto significa que o osso crescerá até às irregularidades da superfície dos implantes, resultando numa estabilização tridimensional. O processo de osseointegração é um procedimento que depende do tempo. O resultado final deste procedimento é uma interface muito forte entre o osso e o implante. Isto deve-se à propriedade única do osso de se remodelar de acordo com a carga funcional imposta. Se o implante for sobrecarregado, este processo fica comprometido e o resultado será uma interface pouco diferenciada que, em última análise, conduzirá à falha do implante. Assim, uma prótese integrada Osseo adequada terá uma boa retenção e estabilidade, estética, função melhorada, melhor conforto para o doente e também preservação do osso.

FACTORES QUE AFECTAM A OSSEIOINTEGRAÇÃO

O principal objetivo da investigação em implantologia é conceber e colocar dispositivos que induzam uma integração controlada, guiada e rápida nos tecidos circundantes. Os eventos que conduzem à integração de um implante e, em última análise, ao sucesso do dispositivo, ocorrem em grande parte na interface tecido-implante. O desenvolvimento desta interface é complexo e envolve numerosos factores. Estes incluem não só factores relacionados com o implante, como o material, a forma, a topografia e a química da superfície, mas também a carga mecânica, a técnica cirúrgica e as variáveis do doente, como a qualidade e a densidade do osso. Para além do osso, os implantes dentários também devem interagir eficazmente com o epitélio e os tecidos conjuntivos.

1. Superfície e desenho do implante:

A topografia e a química da superfície do implante têm uma influência crítica na interface osso-implante. Na procura de métodos para alterar as caraterísticas da superfície de modo a melhorar a integração do implante com o osso, tem-se concentrado muita atenção nas alterações da rugosidade e da química da superfície. Pensa-se que estas alterações melhoram a interação com os tecidos moles e duros e reforçam as caraterísticas de suporte de carga do implante. O aumento da interação mecânica entre o osso e o implante pode melhorar a osteointegração e a interação química pode levar à osteocoalescência[30] . O encravamento mecânico macroscópico pode proporcionar a fixação inicial do implante, dando tempo para as reacções superficiais à ligação química.

As caraterísticas topográficas da superfície, como o aumento da rugosidade e das roscas, aumentam a área de contacto ósseo para 33%, em comparação com a dos implantes lisos e sem roscas, que é de 23%[90] . A rugosidade da superfície dos implantes pode ser conseguida através do acabamento por máquina com métodos aditivos ou ablativos, como a pulverização por plasma, a gravação com ácido duplo, o jato de areia, etc. A química da superfície pode variar entre titânio comercialmente puro, revestido com hidroxiapatite, revestido com fluoreto, etc. No entanto, um estudo contraditório afirma que a osteointegração é independente da superfície e do desenho do implante .[115]

2. **Bio-compatibilidade do material:**

A osteointegração só pode ser alcançada com uma substância biocompatível como o titânio. A camada de óxido que está presente na superfície do titânio é considerada o principal fator responsável pela biocompatibilidade do metal. Após a implantação, ocorrem eventos tanto do lado biológico como do lado do material. Os eventos moleculares do lado biológico conduzem a eventos secundários que incluem respostas das células e dos tecidos. Do lado do implante, ocorrem eventos electroquímicos na superfície que resultam no aumento da espessura das camadas de óxido, seguido da incorporação de iões biológicos como o cálcio, o fósforo, o enxofre, etc. Estes eventos são essenciais para a osteointegração e dependem totalmente da biocompatibilidade do material.

3. **Variáveis do anfitrião:**

A natureza do osso varia dentro da arcada, entre as arcadas e de paciente para paciente. A osteointegração do implante depende da qualidade e da densidade do osso. Outros factores do hospedeiro, como a saúde e o estado nutricional, também influenciam a osteointegração em determinadas condições.

4. **Técnica cirúrgica:**

Para a osseointegração, é necessária uma técnica cirúrgica com um traumatismo mínimo do osso durante a colocação do implante. O trauma térmico ou mecânico pode atrasar ou impedir a osteointegração devido à indisponibilidade das células progenitoras e de outros factores essenciais para a disseminação do osso na superfície do implante. Por conseguinte, devem ser tomadas as medidas necessárias para minimizar o traumatismo térmico e mecânico durante a fase cirúrgica.

5. **Controlo da infeção.**

A assepsia é de extrema importância para que a osteointegração do implante se efectue. O implante, o campo cirúrgico e os instrumentos devem estar isentos de microrganismos, uma vez que podem provocar uma infeção, uma falha na cicatrização e, por fim, uma falha na osseointegração do implante.

6. **Leito do implante (local da cirurgia):**

Um local de cicatrização saudável, sem barreiras mecânicas e químicas entre o implante e o tecido, é essencial para o processo de osteointegração.

7. Estabilidade primária:

A estabilidade primária do implante após a sua colocação é fundamental para a ocorrência da osteointegração. Uma boa estabilidade evitará o movimento do implante durante o período de cicatrização, aumentando assim a disseminação óssea sobre a superfície do implante.

8. Carga oclusal e período de cicatrização:

É necessário um período de cicatrização adequado para que a osseointegração ocorra. Não deve ser efectuada qualquer carga oclusal dos implantes durante este período. A carga imediata e a obtenção da osseointegração foram amplamente estudadas e também são praticadas com sucesso clínico. Apesar disso, a carga tardia após uma fase de cicatrização adequada é sempre mais previsível em termos de obtenção da osteointegração.

REVISÃO DA LITERATURA

Francis (1985)[26] descreveu um procedimento de moldagem para o fabrico de sobredentaduras suportadas por implantes. Afirmou que o objetivo principal da moldagem é transferir a relação entre os pilares de fixação não rígidos e osseointegrados e reproduzir essa relação no molde mestre. Isto pode ser conseguido através da utilização de um material rígido que elimine o potencial de distorção que é possível no caso da utilização de um material de moldagem elástico.

Anthony, Den e Tjan (1986)[4] efectuaram uma avaliação clínica da precisão dos materiais de moldagem habitualmente utilizados para o fabrico de próteses implanto-suportadas. Neste estudo, foram comparados materiais de moldagem hidrocolóides e elastoméricos. Concluíram que os materiais de moldagem de silicone de adição e de poliéter eram os melhores materiais, devido à sua excelente estabilidade dimensional. Permaneceram exactos mesmo após uma semana.

Amerian (1989)[3] efectuou um estudo sobre as complicações dos implantes osseointegrados. Afirmou que uma das complicações mais comuns no fabrico de próteses suportadas por implantes é a incapacidade de obter uma adaptação passiva, que se deve basicamente a falhas no procedimento de moldagem.

Mark, Terry e Jack (1990)[47] efectuaram um estudo para avaliar as técnicas de moldagem para implantes osseointegrados. Desenvolveram um modelo experimental para testar a precisão de três técnicas de moldagem e os componentes utilizados para fazer os registos de transferência. Na técnica I utilizaram uma coifa de transferência retida por pino unida com resina autopolimerizável e a moldagem foi feita com material de polissulfeto. Na técnica II foi feita uma moldagem de polivinil siloxano numa moldeira sobre coifas de transferência de hidrocolóide. Na técnica III, foi efectuada uma moldagem de silicone de condensação numa moldeira sobre coifas de transferência de hidrocolóide. Concluíram que não existiam diferenças significativas entre os três métodos.

Patten (1991)[22] efectuou um estudo comparativo sobre a reprodução detalhada de tecidos moles de vários materiais de moldagem. Este estudo comparou a capacidade de vários materiais de impressão para registar tecidos moles sem criar espaços vazios e produzir moldes de gesso detalhados. Efectuaram impressões do palato duro de um único indivíduo utilizando seis materiais de impressão habitualmente utilizados. Concluíram que o poliéter e o silicone de adição hidrofílico eram os melhores na reprodução de pormenores.

Jose, Steven e Peter (1993)[3] efectuaram uma avaliação de três técnicas de moldagem para implantes orais osseointegrados. O objetivo deste estudo era avaliar a adaptação passiva da estrutura aos moldes de amostra feitos pelas três técnicas de moldagem. Concluíram que nenhuma das técnicas de moldagem resultou numa adaptação passiva absoluta da estrutura.

David, Barry e Joseph (1994)[21] descreveram uma técnica de moldagem modificada para restauração suportada por implantes. Nesta técnica, utilizaram uma moldeira personalizada de resina autopolimerizável modificada para permitir a esplintagem das coifas de impressão diretamente na moldeira. Afirmaram que este método proporciona facilidade de manipulação, diminuição do tempo de trabalho e da distorção da tala.

Jiunn, Ling e Chen (1994)[35] descreveram um método de moldagem exato para o fabrico de próteses sobre implantes. Afirmaram que os erros que resultam do método de transferência de impressão da posição do implante durante os procedimentos de impressão tornavam frequentemente necessário seccionar e soldar estruturas metálicas. Nesta técnica, utilizaram um índice de pedra, para a transferência exacta da posição do implante para o molde mestre.

J.N. Walton e Macentee (1994)[32] efectuaram um estudo sobre os problemas associados às próteses sobre implantes. Neste estudo, os parâmetros protéticos incluídos foram a satisfação do paciente, a manutenção da prótese, incluindo ajustes e reparações. Os pacientes foram avaliados com base na satisfação e na manutenção da prótese. Os resultados do estudo mostraram que o ajuste mais frequentemente necessário é o contorno da prótese. A satisfação dos doentes foi bastante elevada com as próteses implanto-suportadas em comparação com outros tipos de próteses.

Ashish Kakar (1995)[6] descreveu um procedimento simplificado de um passo para efetuar impressões de reconstruções suportadas por implantes. Nesta técnica, a prótese existente do doente é duplicada em resina acrílica transparente. Depois, utilizando esta prótese como moldeira, a impressão é feita com um material de impressão elastomérico.

Brent e Winston (1996)[12] efectuaram um estudo sobre a compatibilidade de materiais de impressão elastoméricos para utilização como moldes de tecidos moles. O autor afirma que a comunicação dos contornos dos tecidos moles desde a situação clínica até ao técnico de laboratório através das fases laboratoriais da restauração de implantes dentários é melhorada com a utilização de moldes de tecidos moles. O seu estudo afirma que os materiais de moldagem elastoméricos podem funcionar bem tanto como material de moldagem principal como de moldes de tecidos moles.

Souheil e Tanya (1997)[66] descreveram uma técnica para o fabrico de um molde de implantes múltiplos numa única consulta. Utilizaram uma moldeira aberta e resina acrílica para esplintar as coifas de transferência. Neste processo, seccionaram e voltaram a unir a resina entre as coifas de transferência e, em seguida, vazaram a impressão, começando por unir os análogos com gesso de impressão, seccionaram-no, voltaram a uni-lo para estabilizar os análogos e, por fim, utilizaram gesso dentário para vazar a impressão. A vantagem desta técnica foi permitir o fabrico da moldagem final sobre o molde, eliminando assim o tempo clínico necessário para obter índices de soldadura repetitivos, minimizando assim o incómodo para o paciente.

Gamal burawi, Frank e Declan (1997)[27] estudaram a exatidão dimensional das técnicas de moldagem com e sem esplintagem para o sistema de implantes bone lock. Construíram um modelo em gesso que incorporava cinco implantes. Utilizaram este modelo e compararam a exatidão dimensional de uma técnica de moldagem com e sem esplintagem. A sua análise baseia-se em três factores: o efeito da técnica, a posição relativa do implante no molde e o plano de medição. Concluíram que a técnica com tala apresentava mais desvios em relação ao modelo mestre do que o modelo sem tala.

Belinda e Eugene (1999)[9] descreveram um procedimento de moldagem em duas etapas para overdentures retidas por implantes. Nesta técnica, no primeiro passo, foi efectuada uma moldagem convencional do rebordo e a impressão foi feita numa moldeira individualizada que se encaixa sobre os pilares dos implantes. No segundo passo, fixaram-se as coifas de impressão dos implantes à moldeira e, em seguida, retiraram-se as coifas da boca.

Herbst, Nel e Becker (2000)[29] efectuaram um estudo comparativo de QUATRO técnicas de moldagem em termos da sua precisão dimensional para reproduzir as posições dos implantes no molde de trabalho. Utilizaram quatro técnicas de moldagem diferentes. São elas: coifas de impressão cónicas não esplintadas, coifas de impressão quadradas não esplintadas, coifas de impressão quadradas esplintadas com resina acrílica autopolimerizável, coifas de impressão quadradas com uma extensão lateral num dos lados não esplintadas. Concluíram que a precisão dimensional de todas as técnicas era excecional e que as diferenças observadas podem ser consideradas clinicamente insignificantes.

Alvin (2000)[2] efectuou um estudo comparativo de materiais de impressão para impressões diretas de implantes múltiplos. Neste estudo, avaliaram a exatidão de moldes de implantes sólidos fabricados a partir de diferentes materiais de moldagem. Foram efectuadas duas impressões de implantes de transferência direta utilizando 8 materiais de impressão diferentes. Concluíram que o material de impressão de silicone de adição é o material mais adequado para efetuar impressões de implantes múltiplos.

Wise (2001)[41] efectuou um estudo sobre o ajuste de próteses fixas suportadas por implantes fabricadas num molde mestre feito de gesso dentário e pedra dentária. Foi efectuada uma impressão com a réplica do paciente e foi anotada a distância entre os pilares do implante. Em seguida, os moldes foram vazados com gesso dentário convencional e um gesso de expansão ultra baixa. Os resultados mostraram que os moldes feitos com gesso de expansão ultra baixa eram mais precisos em comparação com o gesso convencional.

Jorge, Paul e Carlo (2002)[53] efectuaram um estudo para comparar a precisão dimensional dos gabaritos de verificação com a dos procedimentos de moldagem convencionais e também a precisão dimensional de três resinas diferentes para o fabrico de gabaritos. Concluíram que a precisão fornecida pelos gabaritos de verificação não era significativamente superior ao procedimento de moldagem padrão e que o fabrico de gabaritos não melhora a precisão dimensional dos moldes de gesso.

Nopsaran, Nancy e stefaine (2002)[71] descreveram um método simples para efetuar uma impressão ao nível do implante quando o espaço é limitado, as posições desfavoráveis do implante e as angulações problemáticas. Nestas condições, as coifas de índice de implante podem ser utilizadas como alternativa. Os dois tipos de coifas de índice são a coifa aparafusada de titânio e a versão de encaixe em plástico. Em comparação com as convencionais, estas são mais pequenas, fáceis de colocar e requerem menos tempo de cadeira.

Yasuyuki e Masafumi (2002)[39] descreveram uma técnica de moldagem de implantes modificada. Nesta técnica, as coifas de impressão são colocadas nos implantes e fixadas com os pinos-guia. De seguida, é feita uma abertura no lado vestibular da moldeira, perto dos implantes. São preparados orifícios na moldeira para permitir que os pinos-guia sobressaiam sem entrar em contacto com a moldeira durante a moldagem. Em seguida, a área à volta dos dentes restantes é registada com um material de corpo leve. Injetar a seringa através dos orifícios feitos nos lados vestibulares da moldeira. Deixa-se o material assentar e a impressão é removida juntamente com as coifas de impressão.

Jason, Richard e Leslie (2003)[56] efectuaram um estudo sobre impressões de implantes com moldeira aberta. Neste estudo, compararam a exatidão das impressões feitas com moldeiras de policarbonato e moldeiras rígidas feitas à medida. Concluíram que as moldeiras rígidas personalizadas produziam impressões significativamente mais exactas quando comparadas com as moldeiras de reserva.

Paolo, Zeina e Giampiero (2003)[7] efectuaram um estudo sobre a precisão de três técnicas utilizadas para impressões de pilares de implantes múltiplos. A impressão foi efectuada com material de impressão de poliéter utilizando três técnicas diferentes. Trata-se de coifas de impressão quadradas não modificadas, coifas de impressão quadradas unidas com resina acrílica autopolimerizável, coifas de impressão quadradas com partículas de ar e revestidas com adesivo. Concluíram que a precisão melhorada do molde mestre é alcançada com a utilização de coifas de impressão de tipo quadrado unidas com resina autopolimerizável.

Assunco, Wirley e Humbertoin(2004)[51] fizeram uma avaliação das impressões de transferência para implantes osseointegrados em várias angulações. Segundo o autor, a exatidão da impressão desempenha um papel essencial na adaptação da prótese ao implante. Um molde de trabalho preciso depende do material de moldagem, bem como das técnicas de transferência. Nesta técnica, uma matriz metálica contendo quatro implantes em várias angulações foi obtida utilizando três técnicas de moldagem. As três técnicas comparadas são a técnica indireta com coifas cónicas em moldeira fechada, a técnica direta com coifa quadrada em moldeira aberta e coifas quadradas esplintadas com resina acrílica autopolimerizável. Os materiais de impressão utilizados são os quatro tipos de materiais de impressão elastoméricos. Concluíram que quanto mais perpendicular for a angulação análoga do implante em relação à superfície horizontal, mais exacta será a impressão.

Nickolas (2004)[49] descreveu uma técnica de moldagem de implantes utilizando um índice de gesso combinado com material de moldagem de silicone. A flexibilidade do material de moldagem elastomérico é utilizada para captar a topografia intra-oral do rebaixo e o efeito de esplintagem do gesso para melhorar a precisão do ajuste dos componentes protéticos. A técnica reduz o desajuste da estrutura e pode ser utilizada em pacientes total ou parcialmente edêntulos.

Michalakis, Kristos e Khang (2005)[60] descreveram uma técnica de moldagem para efetuar impressões de implantes dentários colocados muito próximos. Os autores afirmam que o registo exato da colocação de implantes é extremamente importante para o fabrico de próteses retidas por implantes. Torna-se uma tarefa difícil quando os implantes a serem impressionados estão muito próximos. Por conseguinte, nestas condições, sugeriram a utilização de coifas de impressão modificadas para ultrapassar estas dificuldades associadas à situação clínica.

Richard (2005)[19] descreveu uma técnica de moldagem sem moldeira para restaurações definitivas de arcada completa suportadas por implantes com carga imediata. Nesta técnica, a metade superior das coifas de impressão é exposta e o material de impressão elastomérico é colocado. Em seguida, aplica-se resina acrílica polimerizada ligeira à metade superior das coifas de impressão para ativar as suas caraterísticas de retenção mecânica. Assim que o material de impressão endurece, é removido da boca e, em seguida, o molde é vazado.

Chee e Jivraj (2006)[50] descreveram técnicas de moldagem para implantes. Segundo o autor, o objetivo da moldagem em implantes é relacionar com precisão um análogo do implante com a arcada dentária. Neste contexto, foram descritos dois tipos de coifas de impressão. Na coifa de impressão do tipo transferência não é necessária uma moldeira personalizada. Permanecem na boca após a remoção da impressão do conjunto. São indicadas em casos de abertura bucal limitada. Na coifa de impressão do tipo pick up, é necessário um tabuleiro personalizado com acesso aos parafusos da coifa de impressão. É removida da boca juntamente com a coifa de impressão.

Murat e Akca (2006)[14] efectuaram um estudo sobre as deformações induzidas pelo desajuste em superestruturas suportadas por implantes através de técnicas de impressão. Neste estudo, foi construído um modelo de gesso que albergava quatro implantes sraumann. Neste molde, foram feitas impressões por técnica direta, utilizando um material de impressão de poliéter e tampas de impressão de alumínio aparafusadas, e por técnica indireta, utilizando material de impressão de polivinilsiloxano e tampas de impressão de encaixe. Em seguida, foram colados medidores lineares nas superestruturas e registadas as deformações induzidas pelo desajuste. Concluíram que a técnica de moldagem direta de encaixe produziu uma superestrutura muito mais aceitável.

Bulent e Gozde (2006)[59] descreveram uma técnica de moldagem alternativa para sobredentaduras retidas por implantes. Segundo eles, a diferença de resiliência entre a mucosa e o implante deve ser considerada como um fator importante para a realização de impressões de sobredentaduras retidas por implantes. Sugeriram a utilização combinada de material de moldagem de óxido de zinco eugenol com material de moldagem elastomérico, a fim de registar a mucosa alveolar num estado funcional e os componentes do implante com precisão.

Richard e Thomas[15] descreveram em 2006 uma técnica simples de moldagem com moldeira aberta para implantes. Esta técnica utiliza uma cera de boxe macia que é fácil de aplicar e remover. A vantagem desta técnica é o facto de ser fácil de executar e de ser pouco dispendiosa.

Bulent uludag e Volkan sahin (2006)[18] descreveram uma técnica de moldagem funcional para sobredentaduras retidas por implantes. Trata-se de uma técnica em duas etapas. Nesta técnica, a impressão da mucosa alveolar é efectuada com pasta de impressão ZnoE. Em seguida, a impressão dos pilares em anel foi efectuada com material elastomérico de baixa viscosidade. A vantagem desta técnica é que regista a mucosa alveolar num estado funcional e os componentes do implante com precisão.

Uludag, Ozturk e Gozde (2007)[28] descreveram uma técnica de moldagem funcional alternativa para sobredentaduras retidas por implantes. Nesta técnica, a moldagem é efectuada com uma utilização combinada de pasta de moldagem ZnoE e pasta de moldagem de baixa viscosidade. Segundo os autores, esta técnica proporciona uma relação exacta entre os componentes do implante e os tecidos de suporte. Reduz o tempo de cadeira para ajustes pós-inserção.

Heather, Pesun e James (2007)[16] efectuaram um estudo comparativo sobre a precisão de duas técnicas de moldagem com implantes angulados. Os autores afirmaram que é necessário um registo exato das localizações dos implantes para obter restaurações com suporte adequado e não colocar tensão adicional nos implantes. Os implantes angulados podem resultar em impressões imprecisas. Efectuaram impressões do molde definitivo com implantes angulados através da técnica da moldeira aberta e da moldeira fechada. Concluíram que a interação combinada da técnica de moldagem e da angulação não teve qualquer efeito na precisão do molde.

Cabral, Leonardo e carlos (2007)[16] efectuaram uma análise comparativa de quatro técnicas de moldagem para implantes. As quatro técnicas de moldagem comparadas são a técnica de moldagem fechada com coifas de transferência cónicas, a técnica de moldagem em moldeira aberta com coifas de transferência quadradas não esplintadas, a técnica de moldagem em moldeira aberta com coifas de transferência quadradas esplintadas com resina acrílica, a técnica de moldagem em moldeira aberta com coifas de transferência quadradas com resina acrílica, talas seccionadas 17 minutos após a presa e soldadas com a mesma resina. As distâncias médias foram calculadas a partir de 3 medições para cada amostra no molde mestre e na estrutura metálica mestre. Os autores concluíram que a técnica de moldagem em moldeira aberta com coifas de transferência quadradas com talas de resina acrílica seccionadas e soldadas após a presa tinha melhores resultados do que as outras técnicas estudadas.

DISCUSSÃO

CLASSIFICAÇÃO DAS TÉCNICAS DE IMPRESSÃO:

As técnicas de moldagem para implantes são classificadas em termos gerais com base em

1. Tipo de tabuleiro utilizado
2. Tipo de técnica utilizada
3. Material utilizado
4. Número de procedimentos

I)COM BASE NO TABULEIRO UTILIZADO:

1. Técnica do tabuleiro aberto
2. Técnica de tabuleiro fechado

II) EM FUNÇÃO DA TÉCNICA UTILIZADA:

1. técnica de impressão convencional.
2. técnicas de moldagem modificadas

a) Técnica de moldagem funcional

b) Técnica de moldagem sem moldeira

c) Técnica de moldagem em duas etapas

d) Impressões de tipo de transferência

e) Impressões com coifas esplintadas e não esplintadas

f) Impressões com coifas de impressão cónicas

g) Impressão com coifas de impressão de tipo quadrado

h) Impressões de transferência retidas por pinos

i) Impressões instantâneas

j) Técnica de moldagem para implantes angulados.

III) EM FUNÇÃO DO TIPO DE MATERIAIS UTILIZADOS

1. impressão de poliéter
2. impressão de silicone adicional
3. impressão de silicone de condensação
4. znoe + material de impressão elastomérico

IV)COM BASE NO NÚMERO DE PROCEDIMENTOS

1. Passo único
2. Passo duplo

1. TÉCNICA DE MOLDAGEM COM MOLDEIRA ABERTA :[59]

A técnica de moldagem com moldeira aberta é um dos métodos de moldagem mais comuns utilizados no fabrico de próteses implanto-suportadas.

ARMAMENTARIUM:

1. Tabuleiro de stock
2. Adesivo para tabuleiro
3. Cera de boxe
4. Material de impressão de polivinil siloxano de corpo médio e corpo ligeiro

PROCEDIMENTO:

1. É fabricada uma moldeira de resina acrílica personalizada e são criadas aberturas na área onde se encontram os implantes.
2. Os pilares de cicatrização são removidos e as coifas de impressão dos implantes são colocadas.
3. Em seguida, avalie a moldeira de impressão intra-oralmente. Assegure-se de que está bem adaptada e que todas as coifas de impressão sobressaem através da(s) abertura(s) da moldeira sem entrar em contacto com a moldeira de resina acrílica.
4. Retirar a moldeira da boca e adaptar uma secção de cera de boxe na moldeira e selar a cera à moldeira com um instrumento quente.
5. Em seguida, o adesivo do tabuleiro é pintado no interior do tabuleiro, exceto onde se encontra a cera, e deixa-se secar.
6. Em seguida, o material de moldagem Vinyl Polysiloxane de corpo leve é injetado à volta da coifa de moldagem perto dos tecidos gengivais e nas áreas interproximais entre os dentes. Em seguida, a moldeira é preenchida com material de moldagem VPS de corpo médio ou pesado em todas as áreas, exceto onde se encontra a cera.
7. A moldeira carregada é colocada intra-oralmente e empurrada sobre a cera até que todos os pinos-guia da coifa de impressão tenham sido localizados e sobressaiam alguns milímetros através da cera.
8. Deixar a impressão polimerizar completamente.
9. Qualquer cera ou material de impressão nos pinos-guia é então removido para obter acesso à ligação da chave de parafusos. Todos os pinos-guia dos implantes são então desengatados e a impressão é removida da boca do paciente.
10. Em seguida, a impressão é desinfectada.

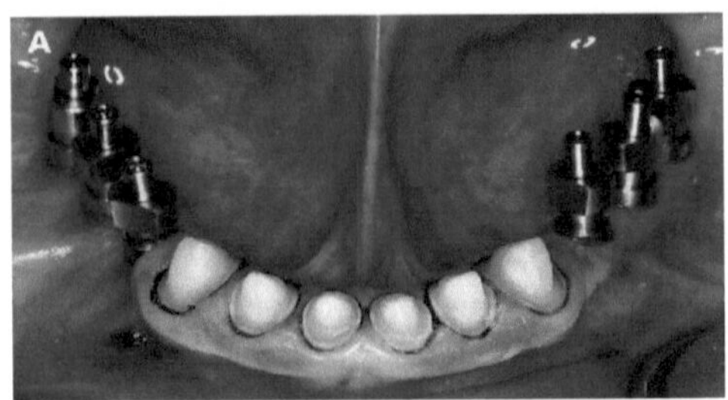

Fig. 1. COIFAS DE IMPRESSÃO COLOCADAS INTRA-ORALMENTE

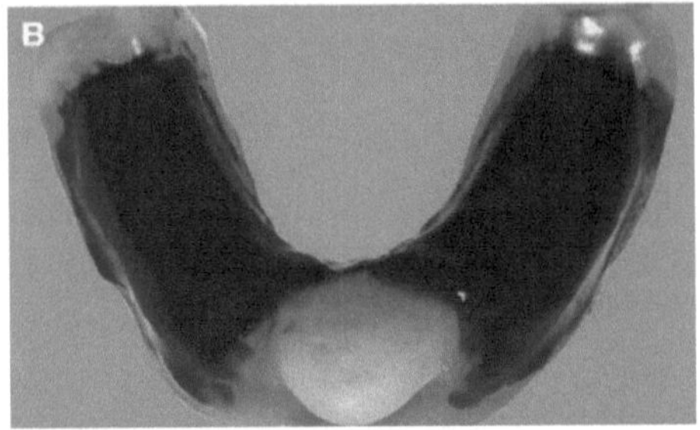

Fig.2 CAIXA DE CERA SELADA NO BANDEJA DE IMPRESSÃO

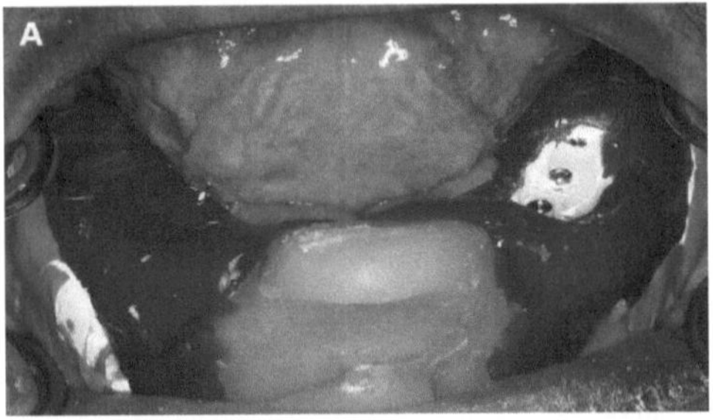

Fig. 3. CERA DE BOXE REMOVIDA DOS PINOS-GUIA DO LADO ESQUERDO

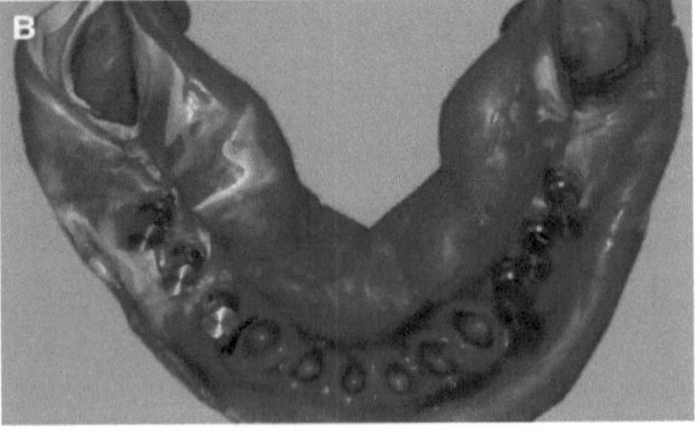

Fig. 4. ANÁLOGOS DE LABORATÓRIO LIGADOS ÀS COIFAS DE IMPRESSÃO

VANTAGENS:

As vantagens desta técnica são o facto de ser relativamente barata, de ser menos sensível à técnica e de o procedimento ser fácil de executar

I) TÉCNICA DE TABULEIRO FECHADO :[17]

Nesta técnica, as coifas de impressão permanecem na boca aquando da remoção das impressões de conjunto. Após a remoção da impressão, as coifas de impressão são transferidas para as impressões e, em seguida, o molde é vazado.

Indicações:

É principalmente indicado em caso de abertura bucal limitada.

Vantagens:

A principal vantagem é o facto de não ser necessário um tabuleiro personalizado.
Desvantagens
As desvantagens desta técnica são a fraca precisão e o mau ajuste da prótese.

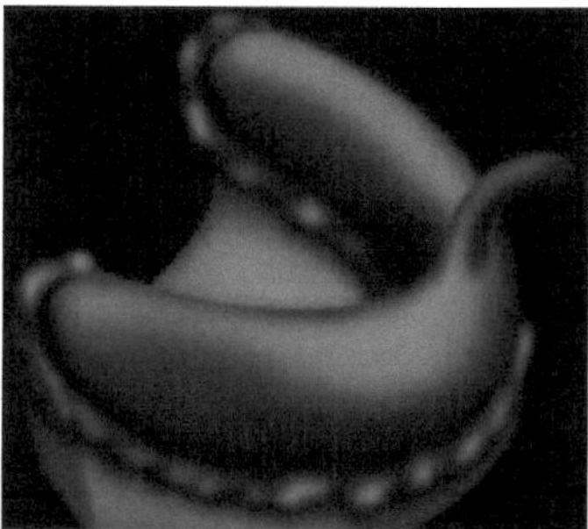

FIG.5 IMPRESSÃO DE TABULEIRO FECHADO

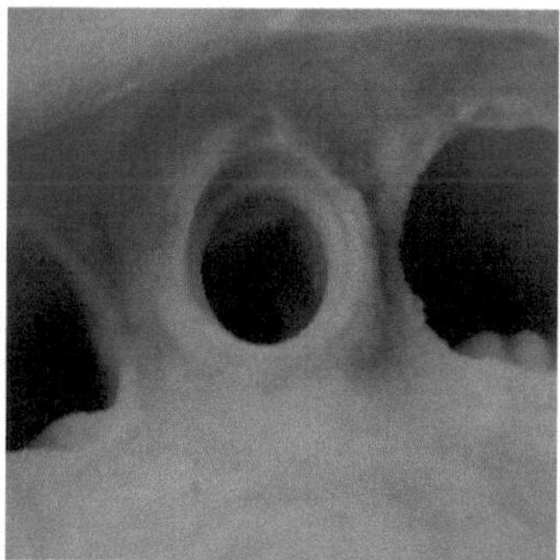

FIG.6 IMPRESSÃO INDIRECTA DO PILAR

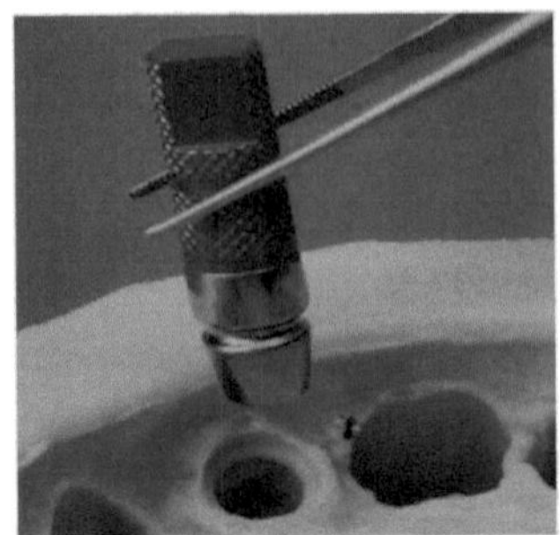

FIG.7TRANSFERÊNCIA DA COIFA DE IMPRESSÃO INDIRECTA

II) TÉCNICAS DE MOLDAGEM CONVENCIONAIS PARA PRÓTESES SUPORTADAS POR IMPLANTES :[17]

O método convencional de moldagem consiste em duas fases

1. Impressão primária
2. Impressão secundária

IMPRESSÃO PRIMÁRIA:

O objetivo de causar a primeira impressão é

- Para o fabrico de moldes de estudo
- Visualização das angulações do corpo do implante
- Seleção do pilar protético definitivo
- Fabrico de um tabuleiro personalizado

Procedimento:

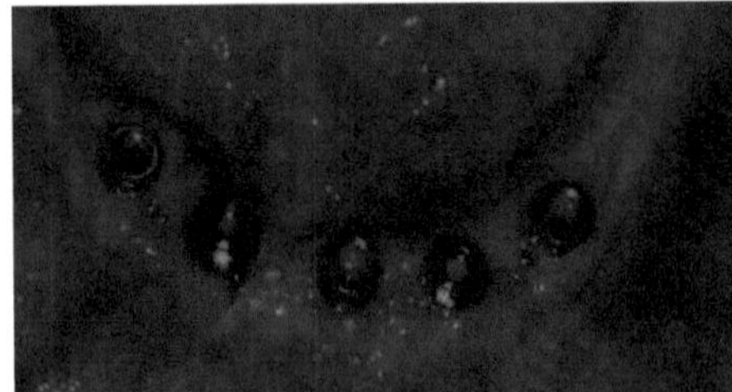

FIG.8 PILAR PARA RETENÇÃO DO PARAFUSO

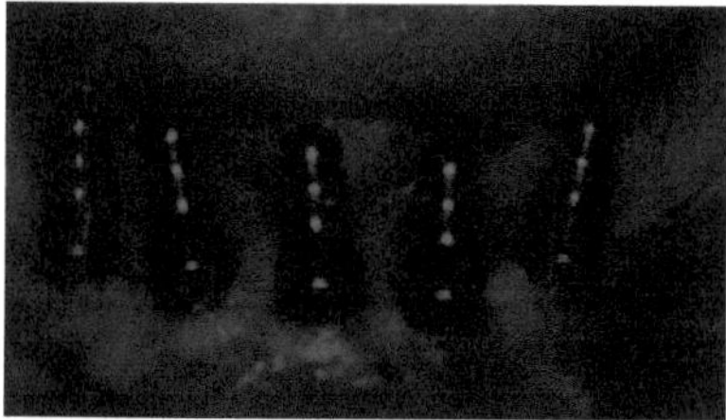

FIG.9 TRANSFERÊNCIAS DE IMPRESSÃO INDIRECTA COLOCADAS NOS CORPOS MANDIBULARES

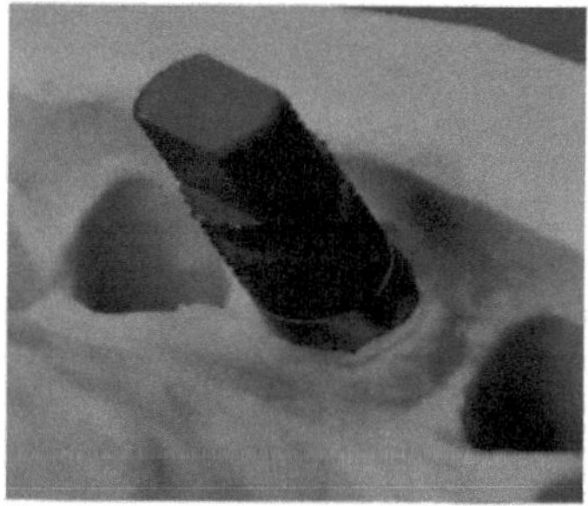

FIG.10 TRANSFERÊNCIA DE COIFAS DE IMPRESSÃO INDIRECTA

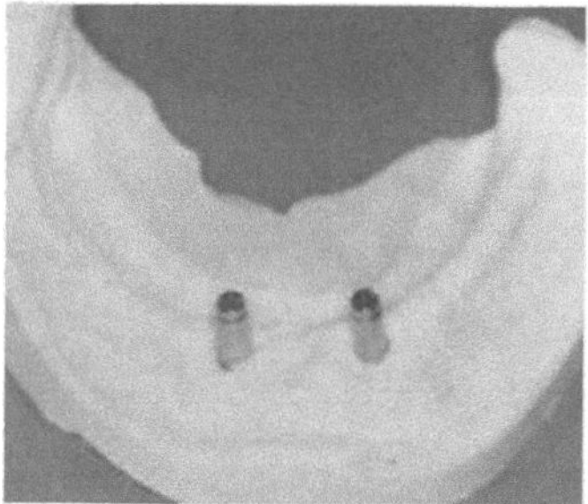

FIG.11 MOLDE DE TRABALHO COM PILARES

1. O primeiro passo na realização da impressão primária é remover a tampa de cicatrização.
2. Em seguida, coloque a coifa de impressão hidrocolóide cónica no corpo do implante e selecione a moldeira de tamanho adequado.
3. De seguida, é feita uma impressão em alginato.
4. As coifas indirectas do dispositivo de fixação são desaparafusadas e os análogos dos implantes são colocados.
5. A transferência de impressão indireta com análogo é colocada cuidadosamente no orifício correspondente da impressão
6. Em seguida, o gesso é vertido com pedra dentária
7. Recuperar o molde e remover as coifas de impressão

8. Aparar e completar o molde de diagnóstico

IMPRESSÃO SECUNDÁRIA:

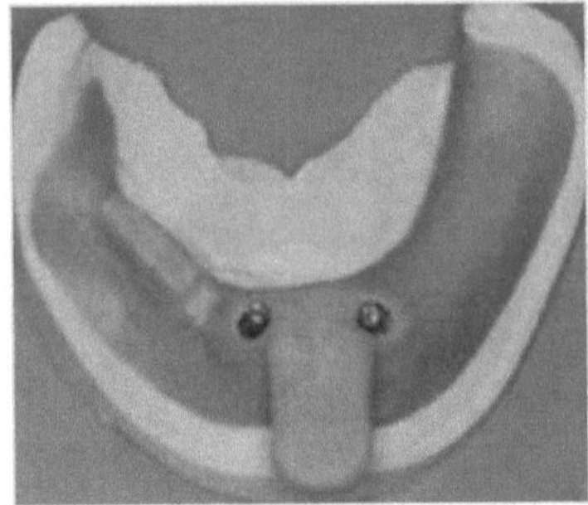

FIG.12 TABULEIRO PERSONALIZADO

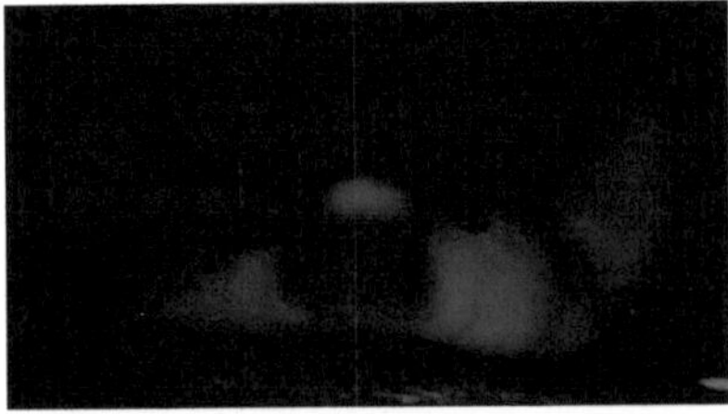

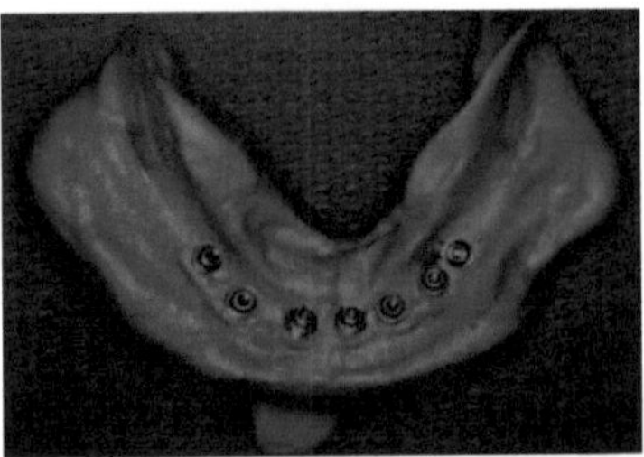

FIG.13 E 14 IMPRESSÃO MESTRE

1. Em seguida, é fabricada uma moldeira personalizada utilizando o molde primário e, depois, é efectuada a impressão final.
2. Para fazer uma prótese totalmente ancorada no osso, é utilizado um material de impressão estável e exato para a impressão final.
3. Remover as tampas de cicatrização, limpar as tampas, limpar os pilares e enxaguar os tecidos.
4. Ligar as coifas de impressão quadradas com pinos de guia.
5. Conformar o ajuste com as radiografias
6. Experimentar no tabuleiro para verificar o ajuste intra-oral

7. Injetar material de impressão à volta de cada coifa de impressão e dos tecidos circundantes.

8. Encher a moldeira de impressão com o restante material de impressão.

9. Assente a moldeira intra-oralmente e limpe o excesso de material de impressão para expor os pinos-guia

10. Desaparafusar os pinos-guia e remover a impressão e o gato final é vertido

TÉCNICAS DE MOLDAGEM MODIFICADAS:

IV) TÉCNICA DE MOLDAGEM SEM MOLDEIRA :[60]

É desejável uma técnica que incorpore exatidão, simplicidade e rapidez na realização de impressões complexas. Este procedimento de moldagem sem moldeira, uma técnica não identificada noutros artigos da literatura dentária. Utilizando este método, que foi originalmente concebido para facilitar a realização de moldagens no campo cirúrgico, o autor efectuou moldagens de arcadas completas no momento da cirurgia para o fabrico de restaurações provisórias aparafusadas de carga imediata, de peça única, suportadas por implantes hexagonais externos. Esta técnica sem moldeira facilita a realização de moldagens em pacientes edêntulos com acesso restrito. A esplintagem direta demonstrou ser o método mais preciso para impressões de pilares múltiplos.1 As próteses fabricadas com esta técnica de impressão são clínica e radiograficamente precisas, utilizando procedimentos de avaliação in vivo aceites,

INDICAÇÕES:

1. No fabrico de próteses implanto-suportadas de arcada completa.
2. Em doentes com abertura bucal limitada.

PROCEDIMENTO

1. Nesta técnica, as coifas de impressão de transferência ao nível do implante são colocadas antes da sutura.
2. A metade superior das coifas de impressão é deixada exposta. Em seguida, o material de impressão de polissiloxano vinílico de polimerização rápida é colocado com uma extensão generosa sobre os tecidos no campo cirúrgico.
3. De seguida, utilizando uma seringa descartável ou com a ponta fornecida, coloque resina acrílica polimerizada a luz em incrementos sobrepostos manejáveis à volta da metade superior das coifas de impressão para ativar as suas caraterísticas de retenção mecânica, fixando as coifas na resina. Mantenha a resina acrílica fora dos tecidos e sobre o material de impressão. O material de impressão actuará como um isolador do calor gerado durante a polimerização. Utilize um spray refrigerante de ar e água assim que a resina parar de fluir.
4. Em seguida, a impressão é removida e o molde é vazado com o gesso dentário Tipo IV. Deve ter-se cuidado ao vazar o molde, uma vez que não existe adesivo entre o material de impressão e a resina acrílica.

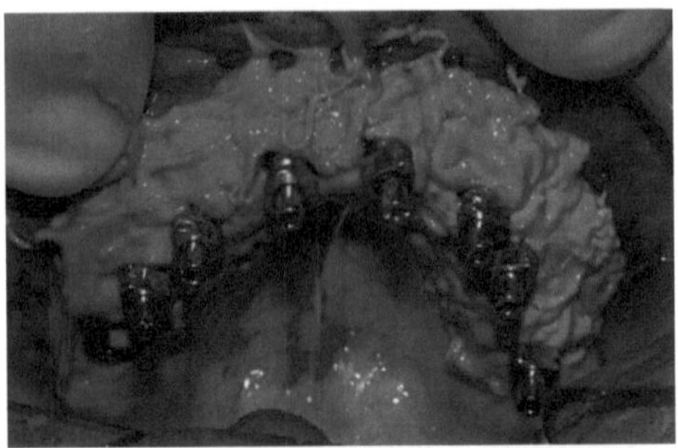

FIG. 15. COIFAS DE IMPRESSÃO E MATERIAL DE IMPRESSÃO NO SÍTIO.

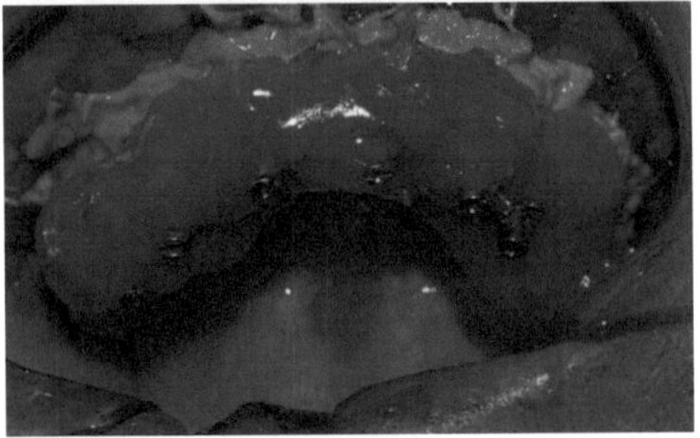

FIG. 16. ADIÇÃO DE RESINA ACRÍLICA POLIMERIZADA POR LUZ

VANTAGENS:

As vantagens desta técnica são a exatidão e a precisão da prótese que pode ser fabricada e o tempo consumido é muito reduzido.

DESVANTAGENS:

A principal desvantagem desta técnica é a sua sensibilidade técnica.

V. TÉCNICA DE MOLDAGEM FUNCIONAL :[15]

A impressão de uma sobredentadura deve registar as áreas de suporte dos tecidos moles em simultâneo com o posicionamento exato dos componentes do implante. Uma sobredentadura retida por implantes tem caraterísticas semelhantes às de uma prótese completa, com uma combinação de suporte de tecidos e retenção de implantes. Assim, a diferença de resiliência entre o implante e a mucosa deve ser considerada para a moldagem de sobredentaduras implanto-suportadas. A técnica de moldagem funcional regista a mucosa num estado funcional e, simultaneamente, regista os componentes do implante em relação aos tecidos alveolares. A principal vantagem desta técnica é proporcionar uma relação exacta entre os componentes do implante e os tecidos de suporte. Após a inserção da prótese, o tempo de cadeira diminui para os ajustes pós-inserção. No entanto, o procedimento é sensível à técnica em

A técnica de moldagem funcional regista a mucosa em estado funcional e regista simultaneamente os componentes do implante em relação aos tecidos alveolares. A técnica de moldagem funcional regista a mucosa num estado funcional e, simultaneamente, regista os componentes do implante em relação aos tecidos alveolares. Nesta técnica, é utilizada a placa de impressão ZnoE e material de impressão elastomérico.

INDICAÇÃO:

Utilizado principalmente no fabrico de sobredentaduras retidas por implantes.

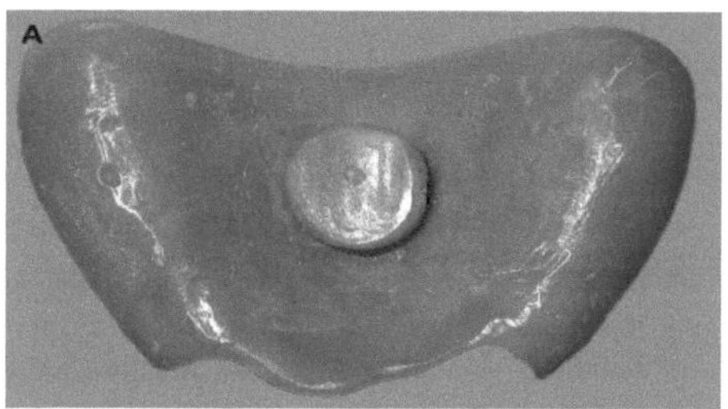

FIG. 17. MOLDEIRA PERSONALIZADA MAXILAR PREPARADA PARA A IMPRESSÃO DEFINITIVA

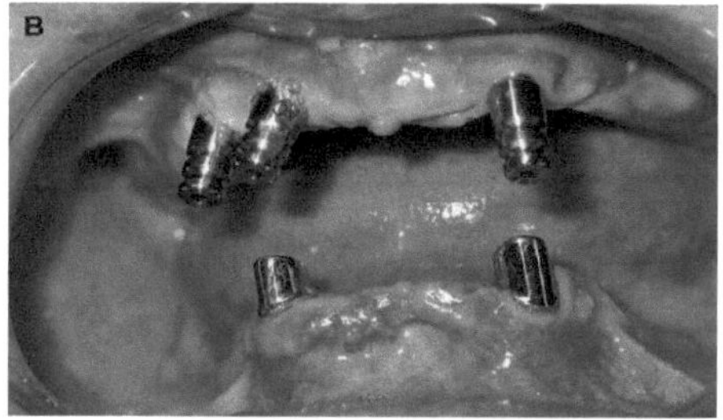

Fig.18 VISTA INTRA-ORAL DOS COMPONENTES DE TRANSFERÊNCIA DE ABUTMENTOS INDIRETOS NA MAXILLA.

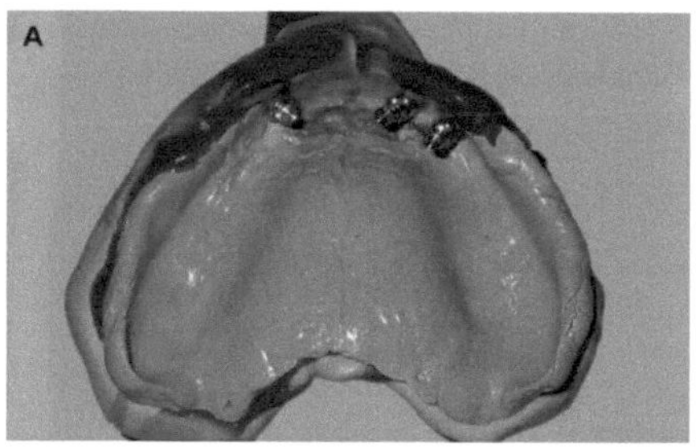

FIG.19 IMPRESSÃO DEFINITIVA DO MAXILAR.

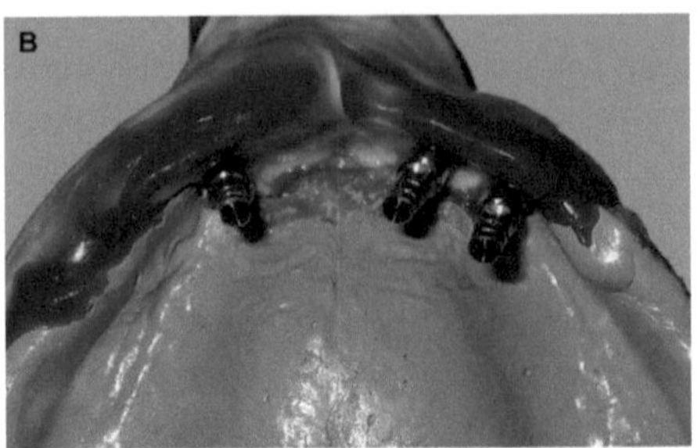

FIG. 20 TRANSIÇÃO SUAVE ENTRE MATERIAIS DE IMPRESSÃO

Após a cirurgia de segunda fase, são colocadas tampas de cicatrização nos pilares cónicos na crista edêntula. Em seguida, são efectuadas impressões preliminares do maxilar e da mandíbula com hidrocolóide irreversível para servir de guia para o fabrico de moldeiras personalizadas em resina acrílica. A moldeira personalizada é preparada, deixando uma abertura nas áreas dos implantes. É formado um entalhe positivo na região do palato médio para facilitar o apoio da moldeira intra-oralmente com a pressão dos dedos.
As tampas de cicatrização são removidas e os componentes de transferência do pilar indireto são aparafusados nos pilares cónicos. Em seguida, procede-se à moldagem dos bordos com um composto de moldagem de plástico de modelagem e a moldagem da mucosa alveolar é feita com pasta de moldagem de ZnOE. Após a conclusão do procedimento de moldagem, remove-se o excesso de pasta de moldagem à volta dos locais dos implantes e a moldeira é novamente assente intra-oralmente com cuidado. Em seguida, o material de moldagem elastomérico de corpo leve é injetado à volta dos implantes através da área aberta na moldeira. É efectuada uma moldagem definitiva, inserindo uma moldeira de estoque sobre a moldeira de resina acrílica, utilizando material de moldagem de corpo pesado. Em seguida, os componentes de transferência do pilar são desaparafusados e fixados aos análogos do implante. Este conjunto é então transferido para a moldagem e o molde é vazado.

VANTAGENS:

As vantagens desta técnica são a relação exacta dos componentes do implante em relação ao tecido alveolar e a necessidade de menos ajustes pós-operatórios.

DESVANTAGENS:

As desvantagens desta técnica são o facto de ser muito sensível à técnica e de consumir muito tempo.

VI) TÉCNICA DE MOLDAGEM EM DUAS ETAPAS :[9]

A adaptação passiva dos componentes é considerada fundamental para o sucesso a longo prazo dos planos de tratamento com implantes. O mau ajuste tem sido associado a complicações biológicas e à falha dos componentes. Cada fase laboratorial e clínica pode contribuir para discrepâncias posicionais na adaptação. Por conseguinte, é essencial minimizar a variação em cada etapa do processo de restauração. processo. O processo de moldagem para uma situação de sobredentadura mandibular pode ser suscetível a vários factores que podem contribuir para a distorção do molde final. Estes incluem a flexão da mandíbula, distorções no material de moldagem e problemas com o procedimento de moldagem. A impressão da sobredentadura tem de registar as áreas de suporte dos tecidos moles em simultâneo com o posicionamento exato dos componentes do implante. Este procedimento é efectuado em duas etapas. A primeira é a moldagem convencional do rebordo e a moldagem numa moldeira individualizada que se encaixa sobre os pilares do implante. O segundo passo envolve a fixação das coifas de impressão do implante à moldeira e a recolha das coifas da boca.

PROCEDIMENTO:

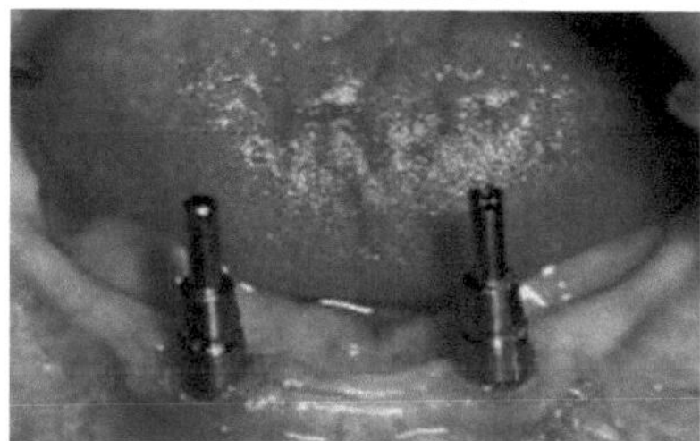

FIG. 21. VISTA INTRA-ORAL DAS COIFAS DE IMPRESSÃO

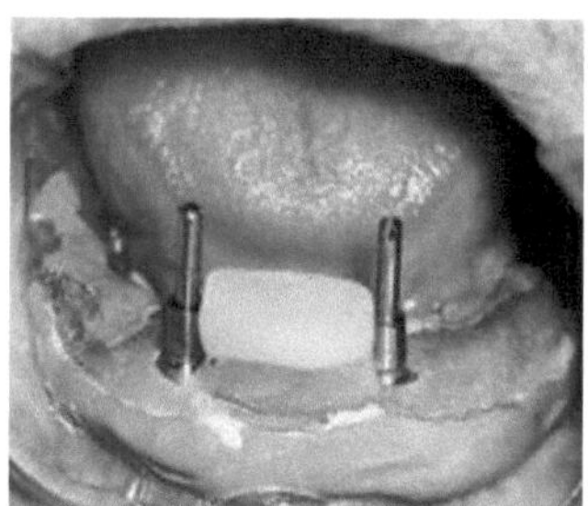

FIG. 22. ASSENTAMENTO DO TABULEIRO

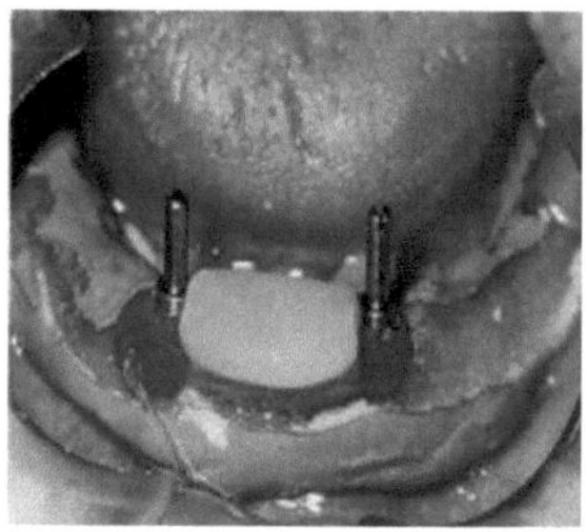

FIG23.COIFAS DE IMPRESSÃO FIXADAS À MOLDEIRA COM RESINA DE AUTOPOLIMERIZAÇÃO

1. Após a cicatrização da cirurgia de segunda fase, é efectuada uma impressão preliminar hidrocolóide irreversível da arcada com os pilares de cicatrização colocados. É então fabricada uma moldeira de resina acrílica sobre o molde resultante e a pega da moldeira é colocada entre os pilares para permitir o acesso aos implantes.
2. Na consulta de moldagem final, é efectuada uma moldagem através de meios convencionais. A impressão é removida e as coifas de impressão do tipo pick-up são colocadas nos implantes.
3. Em seguida, os orifícios são perfurados na moldeira de impressão através da área do pilar, com uma largura suficiente para permitir que a impressão assente na boca sem tocar nas coifas de impressão.
4. Quando a impressão assenta completa e passivamente, uma resina acrílica autopolimerizável ou resinas fotopolimerizáveis são injectadas à volta das coifas.
5. Após a polimerização da resina, os parafusos de coping e a moldagem são removidos. As coifas são mantidas rigidamente pela moldeira. Os análogos são colocados nas coifas e o molde mestre é fabricado por meios convencionais.

VANTAGENS:

As principais vantagens desta técnica são a excelente adaptação da prótese e a obtenção de uma relação exacta entre a barra e a superfície do tecido mole da sobredentadura.

Desvantagens:

As desvantagens desta técnica são o facto de consumir muito tempo e de ser sensível à técnica.

VII) TÉCNICA DE IMPRESSÃO DUPLA :[65]

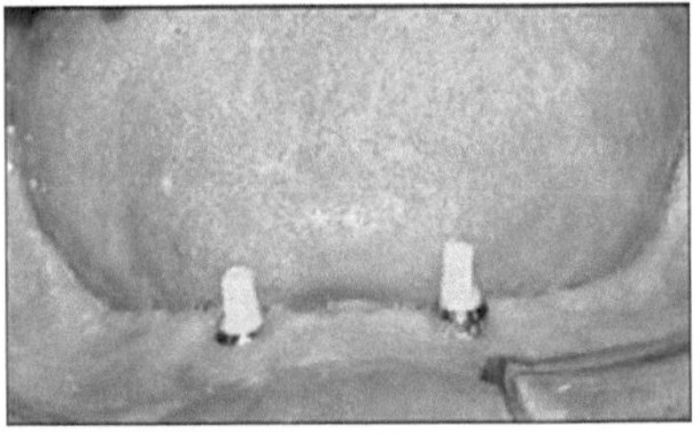

Fig.24 IMPLANTE COM ABUTMENT DE DIAGNÓSTICO

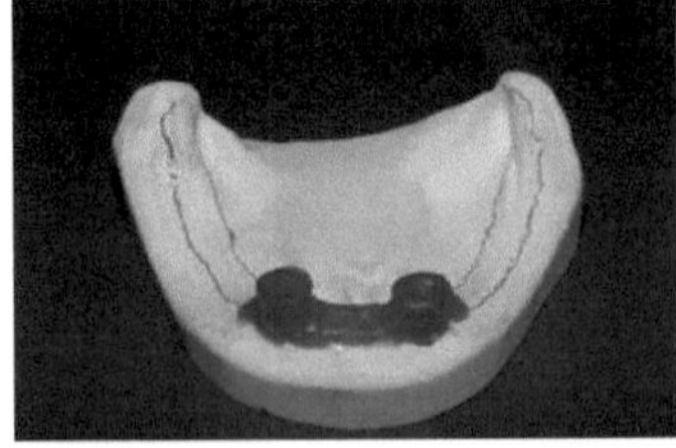

Fig.25 APLLICATION OF WAX SPACER

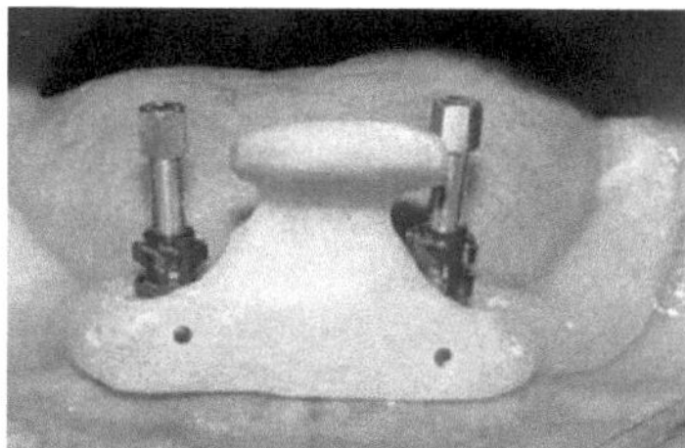

Fig.26 BANDEJA PERSONALIZADA PARA IMPRESSÃO DE RECOLHA

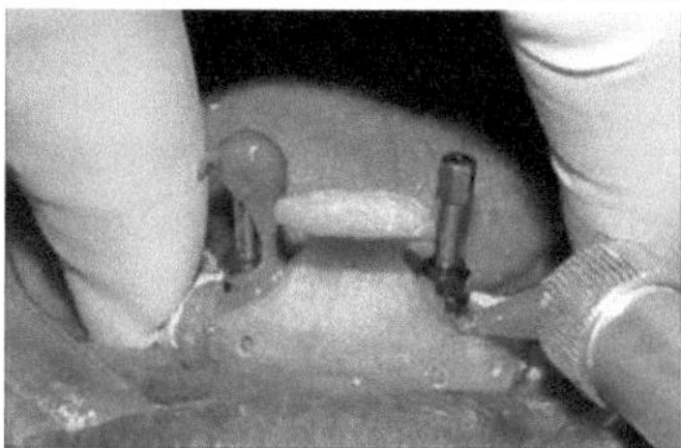

Fig.27 INJECÇÃO DO CORPO DE BOMBEIROS

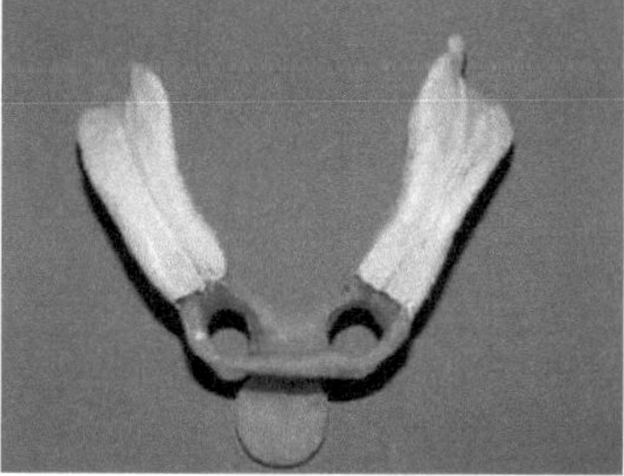

Fig.28

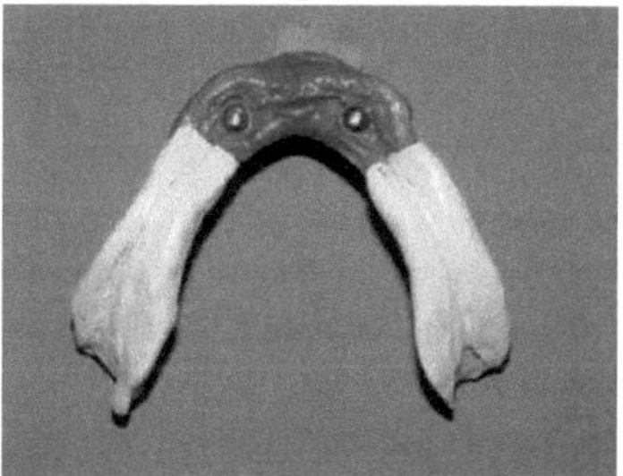

Fig.29 IMPRESSÃO DUAL FINAL

Em alguns aspectos, tais como a direção e distribuição da força, as sobredentaduras implanto-suportadas são semelhantes às próteses parciais removíveis (RPDs) de extensão distal bilateral (Classe I de Kennedy).1 As forças oclusais nas RPDs devem ser distribuídas uniformemente pelos dentes de suporte e pelas cristas residuais. Alguns autores acreditam que a diferença na deslocabilidade entre os dentes e os rebordos residuais não pode ser captada por um único procedimento de moldagem. 1,2 As técnicas de moldagem dupla foram introduzidas para

produzir um "molde corrigido", em que os dentes serão registados na sua posição anatómica e a crista residual será registada na sua forma funcional.2-4 Isto também pode ser utilizado em sobredentaduras retidas por implantes. Foram descritas na literatura duas categorias de técnicas de moldagem dupla. São elas: (a) técnicas fisiológicas e (b) técnicas de pressão selectiva. As técnicas de moldagem fisiológica registam a porção do rebordo na sua forma funcional, colocando uma carga oclusal na moldeira durante o procedimento de moldagem. Três técnicas de moldagem fisiológica são: (a) Método de McLean-Hindel (ou seja, registar os tecidos do rebordo residual na forma funcional utilizando uma moldeira personalizada e, em seguida, fazer uma moldagem dupla utilizando uma moldeira de reserva), (b) técnica de moldagem de relina funcional (ou seja, adaptar um espaçador de cera ou de metal sobre o rebordo no molde antes de processar a base da prótese, substituindo-o por uma base de borracha de polissulfureto de corpo leve durante uma moldagem de revestimento que será substituída por material de base de prótese) e (c) método de cera fluida (ou seja, registar o rebordo residual pintando a cera fluida no lado do tecido da moldeira). A técnica de moldagem por pressão selectiva iguala o apoio entre os dentes pilares e o tecido mole e direciona as forças para as porções do rebordo que são mais capazes de tolerar as forças. Isto é conseguido aliviando a moldeira em algumas áreas, enquanto permite que a moldeira entre em contacto com o rebordo noutras áreas. Ocorrerá uma maior deslocação dos tecidos moles nas áreas onde não é proporcionado alívio. Embora a técnica seja descrita em conjunto com o sistema de implantes Straumann_ Dental, também pode ser aplicada quando são utilizados outros sistemas de implantes.
Indicações:

Principalmente no fabrico de sobredentaduras retidas por implantes.

Procedimento:

1. Remover as tampas de cicatrização, colocar os pilares de diagnóstico nos encaixes dos implantes e efetuar uma moldagem preliminar com material de moldagem hidrocolóide irreversível.
2. Verter o molde de diagnóstico com Pedra Dentária Tipo III.
3. Aliviar a crista residual adicionando uma camada fina de cera de placa de base derretida, exceto nas áreas de tensão primária (ou seja, prateleiras vestibulares).
4. Adaptar uma ou duas camadas de cera da placa de base nos pilares para manter o espaço para o material de impressão elastomérico.
5. Fazer uma moldeira personalizada utilizando material de resina acrílica autopolimerizável ou de polimerização ligeira. Utilizar uma broca de carboneto para fazer orifícios na parte anterior
6. da moldeira para injeção do material de impressão elastomérico (Fig. 3).
7. Experimente a moldeira e molde o bordo da moldeira distal aos pilares utilizando um composto de moldagem de plástico de baixa fusão
8. Fazer a impressão da crista residual utilizando pasta de óxido de zinco eugenol.
9. Remova qualquer excesso de material que se estenda para a região do pilar.
10. Injetar o material de moldagem elastomérico através dos orifícios para fazer a moldagem

dos pilares enquanto aplica pressão com o dedo na porção distal da moldeira. Isto irá registar o tecido mole do rebordo residual sob pressão e os pilares na sua posição anatómica.

Vantagens:

A técnica utiliza dois materiais de impressão que registam o rebordo residual sob carga e gravam os pilares do implante na sua posição anatómica

VIII) TÉCNICA DE IMPRESSÃO DE ENCAIXE :[1]

Recomenda-se a utilização de uma moldeira personalizada com material de impressão elastomérico ou de uma moldeira de reserva com um método de lavagem com massa de vidraceiro para efetuar uma impressão de implantes dentários. Para impressões do conjunto de impressão de transferência, incluindo a coifa de impressão e o cilindro de posicionamento, tem de ser utilizada uma moldeira de reserva com material de impressão em massa para registar um pilar sólido não modificado. Quando os pilares são preparados para proporcionar um espaço adequado para a restauração, deve ser efectuado o alívio do material de impressão em massa para proporcionar espaço suficiente para o material de lavagem. Um espaço inadequado pode resultar na deslocação do conjunto de impressão e numa impressão distorcida. A técnica seguinte pode ser utilizada para criar espaço durante a realização de uma moldagem com massa de vidraceiro para pilares modificados.

INDICAÇÕES:

1. Principalmente em caso de espaço inadequado para o pilar.
2. Em pilares modificados.

PROCEDIMENTO:

1. A coifa de impressão é colocada sobre o pilar sólido após a preparação do pilar.
2. Em seguida, a cera dura da placa de base é amolecida sobre uma chama e a cera é adicionada à volta e sobre a coifa de impressão.
3. Em seguida, é efectuada uma impressão com material de impressão do tipo massa de vidraceiro.
4. A impressão é então removida da boca após a polimerização do material de impressão.

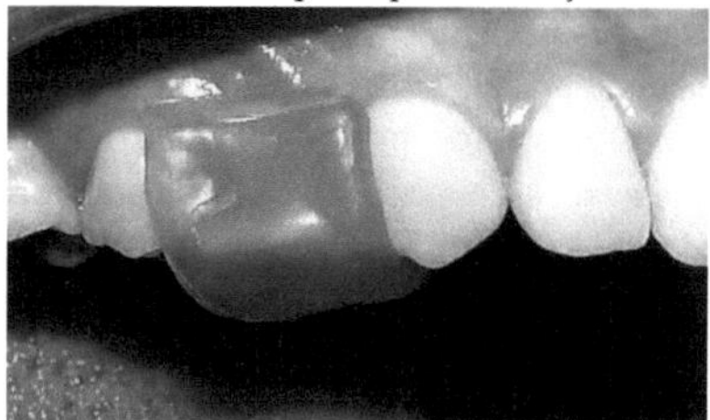

FIG. 30. CERA DA PLACA DE BASE COLOCADA SOBRE A COIFA DE IMPRESSÃO.

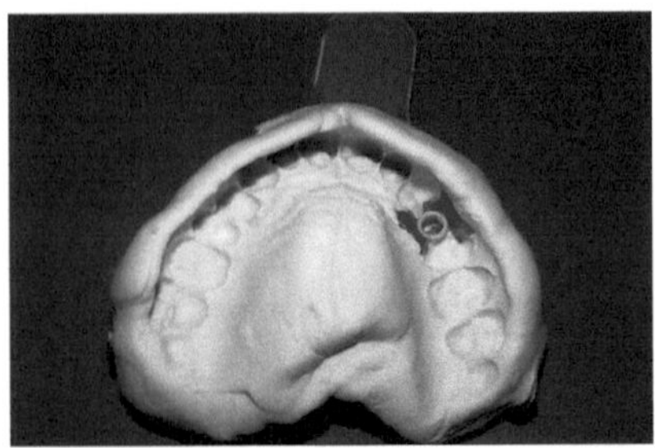

FIG31. COIFA DE IMPRESSÃO CAPTURADA NA IMPRESSÃO COM CERA DE PLACA DE BASE

5. A cera e o coping de impressão da massa são removidos.
6. A cera da coifa de impressão é removida e a coifa de impressão é reposicionada intra-oralmente.
7. Por fim, a impressão é revestida com o material de impressão de corpo ligeiro.

VANTAGENS:

As vantagens desta técnica são a possibilidade de efetuar uma impressão muito precisa e de obter um ajuste preciso da prótese.

DESVANTAGENS:

A desvantagem desta técnica é a sua sensibilidade técnica.

IX)TÉCNICA DE IMPRESSÃO APARAFUSADA :[37]

Fazer uma moldagem precisa ao nível do implante, fabricar um molde simulado de tecido mole ao nível do implante e montar o molde num articulador são procedimentos comuns que permitem ao dentista avaliar e diagnosticar a colocação do implante, a seleção do pilar e as opções protéticas.1 Quando os implantes são colocados num espaço limitado ou têm posições desfavoráveis ou angulações adversas, uma moldagem precisa ao nível do implante pode ser demorada. As interferências de contacto entre as coifas de impressão ou os dentes adjacentes podem complicar as técnicas de impressão e exigir um maior número de radiografias para verificar o ajuste das coifas de impressão aos implantes. Esta técnica descreve a utilização de coifas de índice de implante de titânio ou plástico como coifas de impressão para uma impressão ao nível do implante. As coifas de índice de implante foram inventadas para indexar a posição do hexágono do implante e relacionar a posição do implante com os dentes adjacentes na cirurgia da Fase I. A indexação do implante na cirurgia da fase I permite que o pilar adequado e a prótese fixa provisória sejam inseridos imediatamente na cirurgia da fase II. Esta técnica poupa tempo. Em vez de esperar pela maturação dos tecidos moles 2 a 4 semanas após a cirurgia da fase II e pela colocação da prótese provisória ainda mais tarde, o paciente recebe uma prótese provisória fixa no dia da cirurgia da fase II. As coifas de índice são fornecidas em 2 variedades: uma coifa de índice de titânio aparafusada de 2 peças e uma coifa de índice de plástico de 1 peça com encaixe por fricção/ encaixe rápido (Fig. 1). A ligação entre o implante e a coifa de índice pode ser conseguida através da retenção do parafuso (titânio) ou do design de encaixe por fricção/encaixe (plástico). Esta ligação relaciona a posição do hexágono com o análogo do implante. Quando utilizadas, as coifas de índice podem ser ligadas umas às outras e aos dentes adjacentes com resina acrílica autopolimerizável.

INDICAÇÕES

É indicado em caso de posição e angulação incorrectas do implante

PROCEDIMENTO:

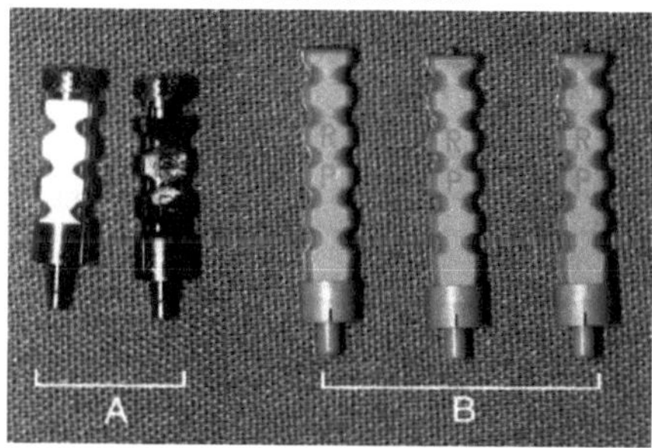

Fig. 32. Coifas de índice de implante de titânio aparafusadas de duas peças (A) e coifas de índice de implante de plástico de uma peça de encaixe por fricção/Snap-on (B)

1. Inicialmente, os pilares de cicatrização são removidos e a posição do implante, a angulação ou as limitações de espaço são identificadas com a utilização de pinos-guia longos ou coifas de impressão convencionais. Determine se os pinos-guia longos ou as coifas de impressão convencionais apresentam interferências de contacto comprometedoras e se essas interferências são menores ou maiores. Se as interferências forem menores, avance para a etapa 2. Se as interferências forem grandes, avance para a etapa 3.

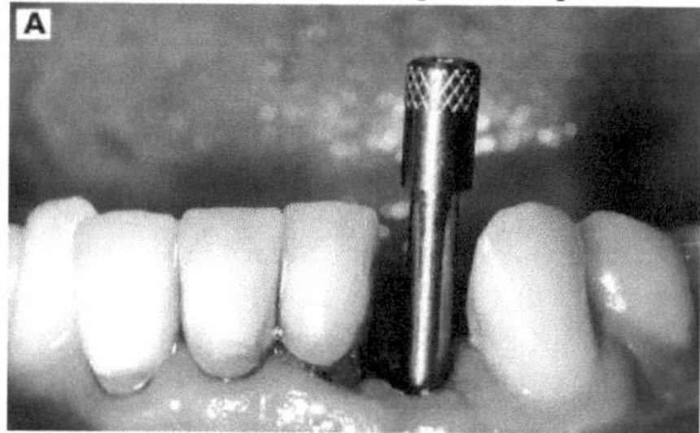

FIG. 33. A, PINO-GUIA LONGO UTILIZADO PARA AVALIAR A POSIÇÃO, A ANGULAÇÃO E O ESPAÇO DISPONÍVEL.

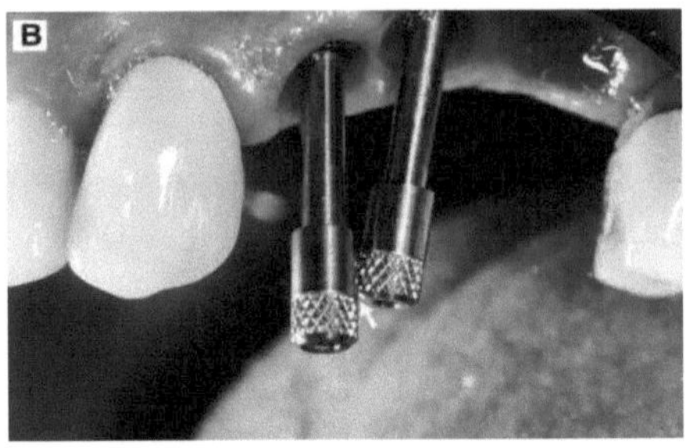

FIG.34 OS PINOS-GUIA COMPRIDOS REVELAM INTERFERÊNCIAS DE CONTACTO E, CONSEQUENTEMENTE, PROBLEMAS DE ANGULAÇÃO ENTRE 2 DE 3 IMPLANTES NESTE ESPAÇO EDÊNTULO.

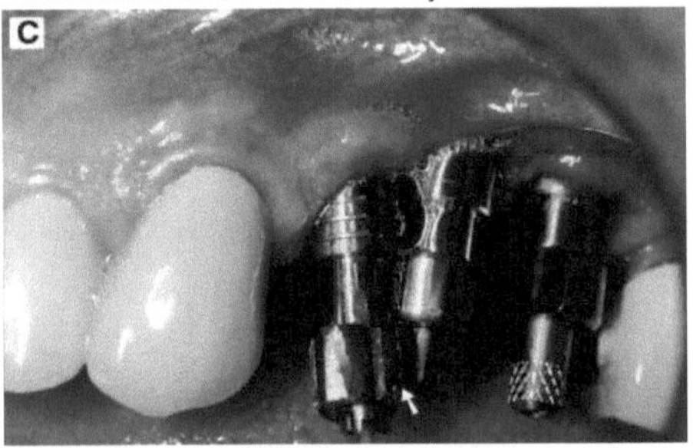

Fig. 35 COPOS DE IMPRESSÃO METÁLICA CONVENCIONAL EM TODOS OS 3 IMPLANTES MOSTRAM QUE SERIA NECESSÁRIA UMA MODIFICAÇÃO AGRESSIVA NA PORÇÃO CORONAL

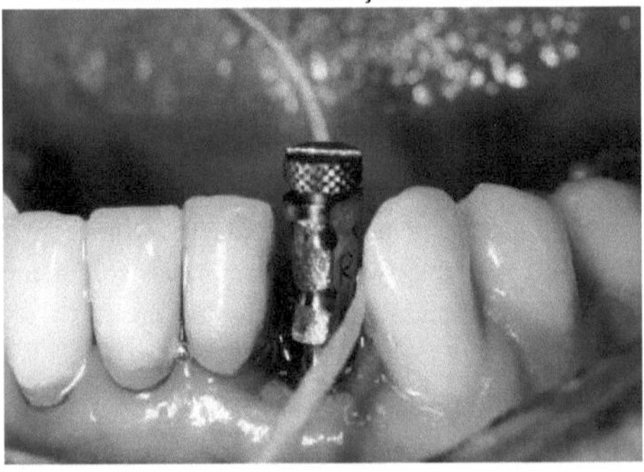

FIG. 36. COPING DE ÍNDICE DE IMPLANTE DE TITÂNIO APARAFUSADO CORRECTAMENTE AJUSTADO NUM ESPAÇO LIMITADO. FIO DENTÁRIO UTILIZADO PARA VERIFICAR A AUSÊNCIA DE INTERFERÊNCIA DE CONTACTO NO BORDO LATERAL PERTO DO CANINO ESQUERDO MANDIBULAR.

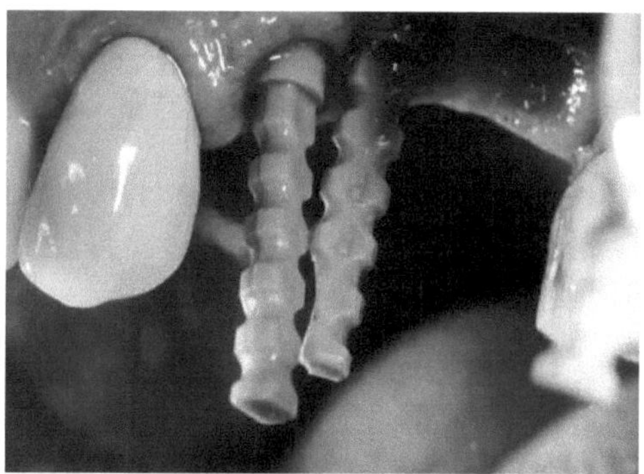

FIG. 37: DUAS COIFAS DE ÍNDICE DE IMPLANTE DE PLÁSTICO FACILMENTE MODIFICADAS.

2. Se as interferências forem pequenas, remova os pinos-guia ou as coifas de impressão e fixe uma coifa de índice de implante de titânio aparafusada ao implante. Utilize fio dentário para localizar as interferências menores entre as margens coronais ou laterais das coifas aparafusadas do implante de titânio e as coifas ou dentes adjacentes. Elimine a interferência removendo as coifas e rectificando-as com uma broca de diamante de alta velocidade.

3. Se as interferências forem grandes, a modificação excessiva das coifas de índice de titânio pode danificar a cabeça do parafuso de titânio. Nesse caso, substitua a coifa de titânio por uma coifa de índice de implante de plástico. Remova e esmerilhe as interferências nas coifas de índice de plástico com uma broca de diamante de alta velocidade.

4. Depois de todas as interferências terem sido eliminadas, volte a assentar as coifas de índice. O fio dental deve passar facilmente sem qualquer som de estalido.

5. Certifique-se de que a altura da coifa de índice de plástico não interfere com o assentamento da bandeja. Se ocorrerem interferências, utilize uma broca de diamante de alta velocidade para eliminar a parte coronal da coifa de índice de plástico. Utilize resina acrílica activada por luz ou resina acrílica autopolimerizável para ligar as coifas de índice umas às outras para aumentar a rigidez e a precisão antes da moldagem.

6. Fazer uma impressão com um material de impressão elastomérico. Utilizar um tabuleiro aberto para coifas de índice de titânio aparafusadas ou um tabuleiro fechado para coifas de índice de plástico.

7. Coloque os análogos do implante e faça um molde de gesso ao nível do implante de tecido mole. Utilize este molde para selecionar os pilares de implante definitivos e para ajustar as coifas de impressão ao nível dos pilares selecionados, se necessário.

8. Colocar os pilares de implante definitivos na boca, ligar as coifas de impressão ao nível do pilar previamente ajustadas e efetuar uma impressão final.

VANTAGENS:

As vantagens desta técnica são o facto de estas coifas serem mais pequenas e fáceis de utilizar. Requer menos tempo de cadeira. É menos dispendiosa.

X)TÉCNICA DE MOLDAGEM PARA IMPLANTES DE PROXIMIDADE :[43]

A colocação correta dos implantes é essencial para estabelecer uma estética adequada, oclusão e preservação da saúde dos tecidos peri-implantares. No entanto, isto nem sempre é possível devido a limitações anatómicas, como a proximidade do seio maxilar ou as raízes dos dentes adjacentes, que podem ser restritivas. Como resultado, os implantes podem ser colocados muito próximos ou com uma angulação entre si.

Essas situações são desafiadoras para o dentista restaurador, pois algumas dificuldades técnicas devem ser superadas, entre elas a moldagem dos implantes. As coifas de moldagem fornecidas pelos fabricantes para o método de transferência direta, que, segundo alguns autores, é mais preciso, são geralmente longas e volumosas na região superior. A falta de espaço ou a angulação entre os implantes pode impedir a fixação correta das coifas de impressão aos implantes osseointegrados, resultando num registo incorreto das posições dos implantes. Os procedimentos de moldagem precisos das posições dos implantes são essenciais para o fabrico de próteses implanto-suportadas com um ajuste exato. Trata-se geralmente de um procedimento de rotina.

Contudo, os implantes colocados muito próximos ou com angulações adversas podem tornar a moldagem uma tarefa difícil. McCartney apresentou um método em que os cilindros de ouro são substituídos pelas coifas de moldagem, enquanto Chaimattayompol descreveu uma técnica de moldagem em que são utilizadas coifas de índice de implantes de titânio aparafusadas ou de plástico com encaixe por fricção para o registo da posição do implante, quando estão presentes posições desfavoráveis do implante.

Este procedimento apresenta um método para ultrapassar as dificuldades associadas aos procedimentos de moldagem de implantes colocados em estreita proximidade ou com angulações adversas, tornando a colocação das coifas de moldagem um desafio.

INDICAÇÕES:

Implantes colocados muito próximos uns dos outros.

PROCEDIMENTO:

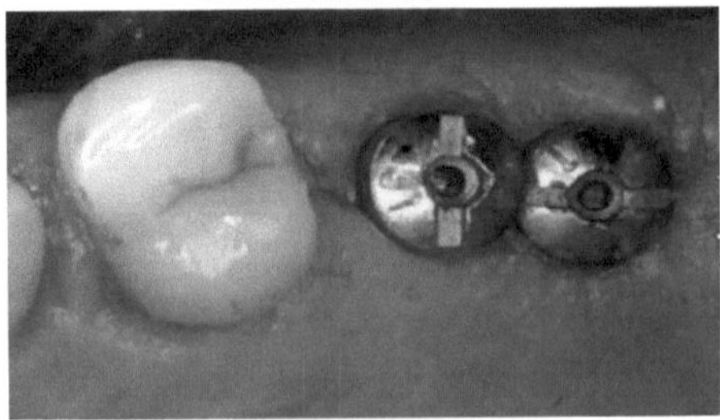

FIG. 38. DOIS IMPLANTES DE 3,75 MM DE DIÂMETRO POSICIONADOS PRÓXIMOS UM DO OUTRO

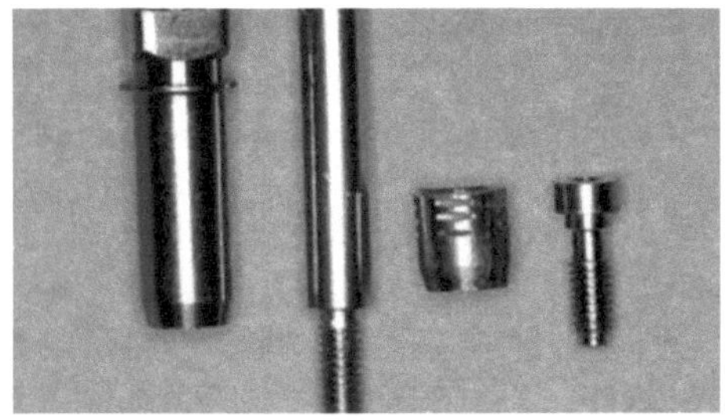

FIG. 39. COIFA DE IMPRESSÃO NÃO MODIFICADA COM PARAFUSO DE ACOMPANHAMENTO E COIFA DE IMPRESSÃO MODIFICADA COM PARAFUSO DE FIXAÇÃO CURTO (DA ESQUERDA PARA A DIREITA). REPARAR NOS CORTES INFERIORES EFECTUADOS NA PARTE SUPERIOR DA COIFA DE IMPRESSÃO ENCURTADA.

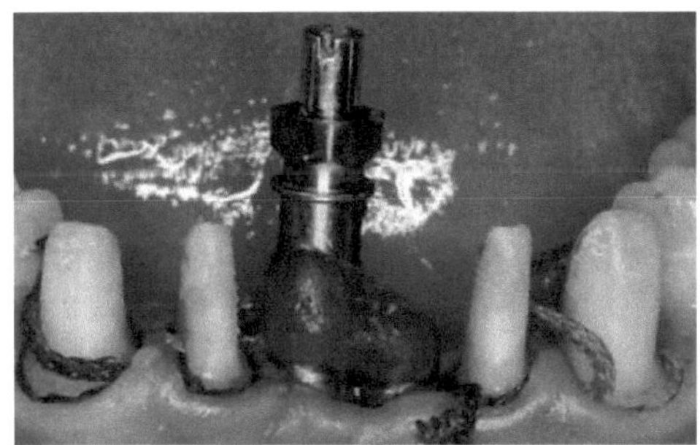

FIG. 40. COIFA DE IMPRESSÃO ENCURTADA FIXADA COM RESINA PMMA AUTOPOLIMERIZÁVEL À COIFA NÃO MODIFICADA.

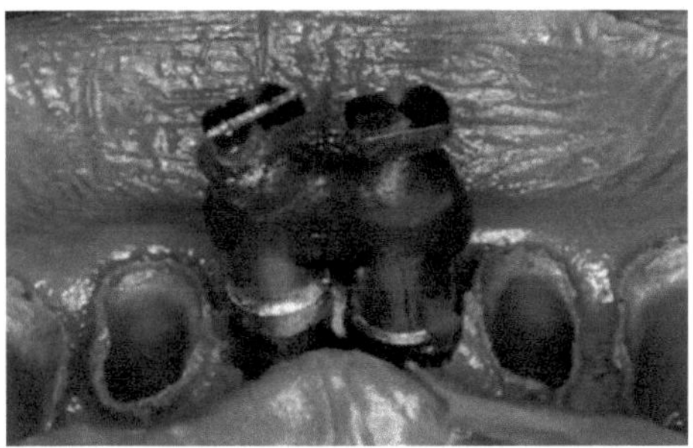

FIG. 41. ANÁLOGOS DE LABORATÓRIO FIXADOS COM RESINA PMMA AUTOPOLIMERIZÁVEL.

1. Colocar uma coifa de impressão retida num dos implantes a impressionar e fixá-la com o parafuso que a acompanha.

2. Utilizando um disco de carborundum, corte uma coifa de impressão retida até um ponto em que não interfira com o assentamento correto do segundo implante. Prepare cortes inferiores em ambas as superfícies das coifas. Em alternativa, utilize um elemento de retenção hexagonal depois de cortado à altura correta.

3. Fixe a coifa de impressão modificada no segundo implante com um parafuso de fixação curto, uma vez que o parafuso de fixação longo que acompanha a coifa de impressão de transferência retida pode interferir com o parafuso da coifa adjacente. Se estiverem presentes mais de 2 implantes em posição desfavorável, seguir o mesmo procedimento para os restantes implantes

4. Efectue uma radiografia periapical para verificar o assentamento completo das coifas de impressão.

5. Ligue as coifas de impressão com uma resina de polimetilmetacrilato autopolimerizável de baixo encolhimento, envolvendo os rebaixos na superfície das coifas de impressão encurtadas. Após a polimerização da resina acrílica, remover os parafusos de fixação das coifas de impressão modificadas.

1. Cobrir as aberturas de acesso das coifas de impressão modificadas com resina PMMA autopolimerizável para evitar a intrusão do material de impressão e prosseguir com os procedimentos de impressão padrão. Para o método de transferência direta, pode ser utilizado um tabuleiro personalizado feito de resina PMMA com uma janela de acesso diretamente acima da região dos implantes. Efetuar a impressão com um material de impressão de poliéter de corpo médio. Em alternativa, utilizar materiais de impressão de várias viscosidades, mas com uma precisão e estabilidade dimensional semelhantes às do poliéter (polissiloxanos vinílicos).

6. Desapertar os parafusos de fixação das coifas de impressão retidas não modificadas e remover a impressão. Desinfetar a impressão definitiva.

7. Colocar as réplicas de implantes nas coifas de impressão não modificadas e aparafusá-las no lugar com os parafusos que as acompanham. Segure firmemente uma réplica de implante na coifa de impressão modificada enquanto liga as 2 réplicas adjacentes com resina acrílica autopolimerizável. Repita este procedimento se houver mais do que uma coifa de impressão modificada.

8. Se os implantes estiverem muito próximos uns dos outros, bloqueie as porções coronais das áreas interproximais dos implantes adjacentes com cera para evitar o rasgamento do material da máscara gengival. Não bloquear esta área com cera se os implantes estiverem em ângulos adversos entre si, mas houver algum espaço entre eles.

9. Colocar um material de máscara gengival à volta das réplicas de implantes e vazar a impressão com um gesso tipo IV.

10. Concluir as restaurações definitivas da forma convencional.

VANTAGENS:

As vantagens desta técnica são o facto de não necessitar de qualquer componente adicional e de ser altamente precisa.

DESVANTAGENS:

A principal desvantagem é a sua sensibilidade técnica.

XI) TÉCNICA DE MOLDAGEM COMBINADA DE GESSO E SILICONE :[51]

Para reduzir o risco de complicações protéticas aquando da restauração de implantes, recomenda-se o ajuste passivo da estrutura. Com o aumento do desajuste da estrutura, a pré-carga externa é ampliada quando os parafusos protéticos são apertados de acordo com as especificações e as tensões estáticas aumentam o risco de complicações protéticas. Wee et al descreveram vários métodos para melhorar o ajuste da estrutura. Entre estes, a utilização de um material de moldagem dimensionalmente exato foi referido como sendo o fator mais crítico, particularmente quando não é possível obter o ajuste da estrutura através de um procedimento de seccionamento e soldadura. A utilização de gesso como material de índice para a moldagem de implantes foi descrita para pacientes parcialmente edêntulos. Para estas técnicas, é necessária uma impressão inicial para efetuar uma moldeira personalizada. Esta técnica utiliza uma moldeira de stock que permite um procedimento de moldagem com uma única consulta. Embora este procedimento possa ser utilizado para pacientes total ou parcialmente edêntulos, a situação apresentada é para uma mandíbula completamente edêntula.

PROCEDIMENTO:

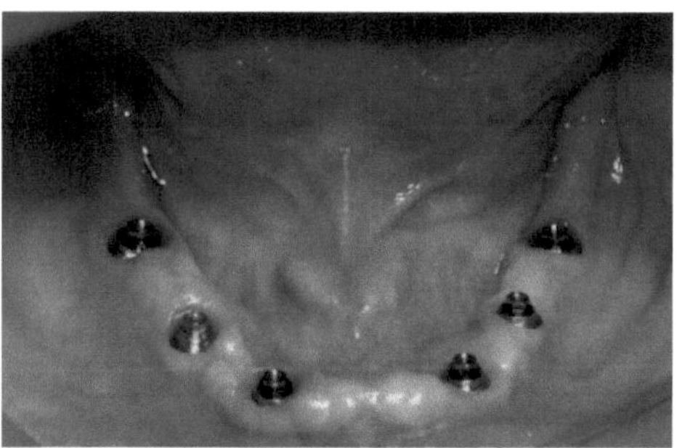

FIG. 42. OS PILARES DE IMPLANTES ESTÃO COLOCADOS PARA A PRÓTESE COMPLETA FIXA SUPORTADA POR 6 IMPLANTES.

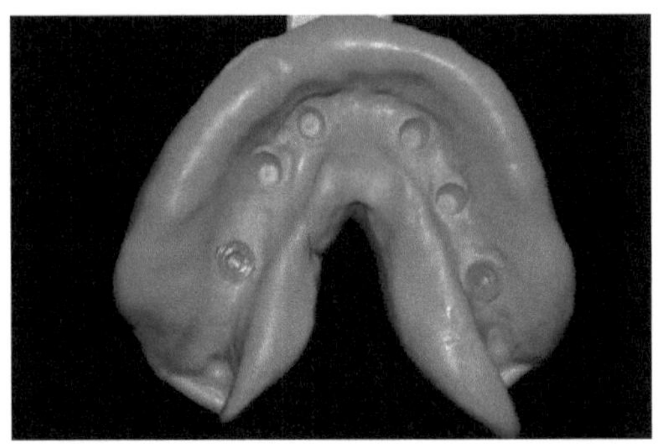

FIG. 43. IMPRESSÃO DE VINIL POLISSILOXANO EFECTUADA NA MOLDEIRA DE STOCK

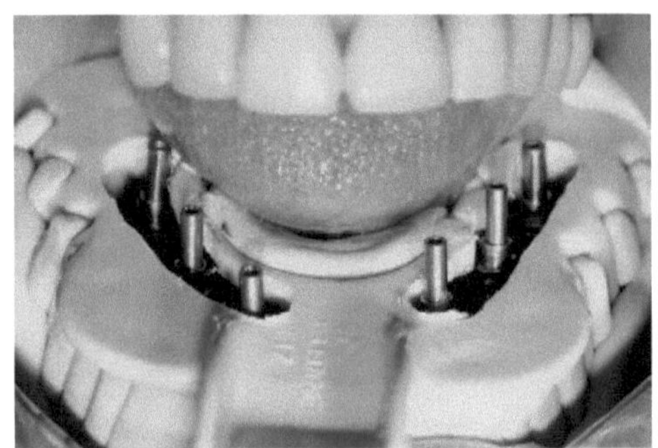

FIG 44. AVALIAÇÃO INTRA-ORAL DO ESPAÇO À VOLTA DAS COIFAS DE IMPRESSÃO E DO ACESSO AOS PINOS-GUIA

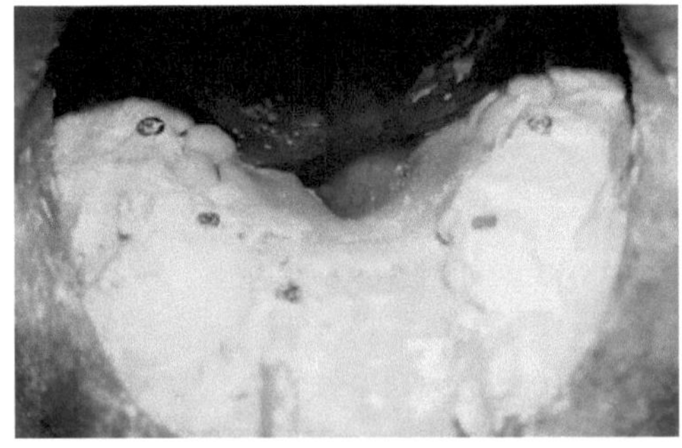

FIG. 45. ÍNDICE DE GESSO.

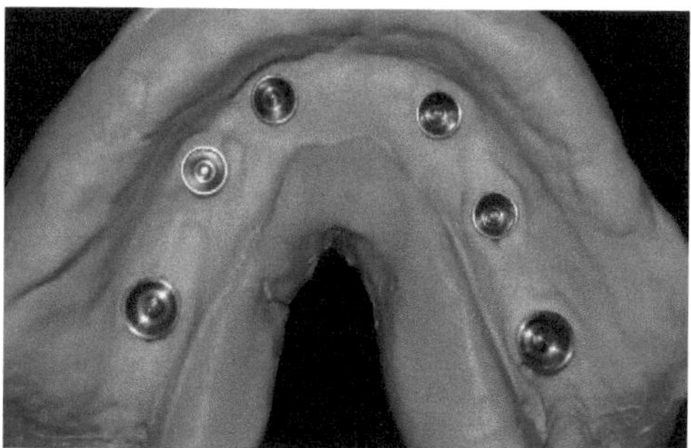

Fig. 46. Impressão definitiva

1. É efectuada uma moldagem em vinil polissiloxano utilizando uma moldeira de plástico. De seguida, os pilares protéticos são cobertos com tampas de cicatrização.
2. Em seguida, a impressão é avaliada e o silicone à volta da área do implante e da parte superior da moldeira é removido.
3. As coifas de impressão são então aparafusadas na posição com um pino guia que sai por cima da moldeira quando esta é colocada intra-oralmente. Certifique-se de que existe espaço suficiente à volta das coifas e de que existe acesso aos pinos-guia antes de avançar para o passo seguinte.
4. Manter a moldeira com a impressão polimerizada em posição durante o procedimento do índice de esplintagem de gesso. Injetar o gesso de impressão à volta das coifas de impressão com uma seringa de plástico descartável.
5. Depois de o gesso ter endurecido, desaparafusar os pinos-guia. A moldeira é então removida com o índice de gesso e as coifas. Avaliar o índice de gesso quanto a fracturas ou deslocamentos.
6. Aparafusar os análogos de implantes no lugar. Aplicar uma camada fina de separador sobre o gesso. Verter a impressão com um gesso de tipo IV para obter o molde definitivo.
7. Para situações parcialmente edêntulas, preservar o material de silicone nos espaços interdentários antes da segunda etapa e preencher pequenos espaços vazios com cera.

VANTAGENS:

As vantagens desta técnica são a flexibilidade do material de moldagem elastomérico, que capta com precisão o rebaixo da topografia intra-oral.
O efeito de esplintagem do gesso de impressão ajuda a melhorar a precisão e o ajuste dos componentes protéticos.

XII) TÉCNICA DE MOLDAGEM MODIFICADA :[21]

Fazer uma moldagem de recolha com uma moldeira com janela é uma técnica de rotina para a impressão de implantes dentários. No entanto, pode ser difícil para os pinos-guia sobressaírem da abertura da tampa de cera, porque o material de moldagem na moldeira pode ocultar os pinos-guia durante o procedimento. De acordo com a nossa experiência, se a moldeira for reposicionada várias vezes, a impressão pode ficar distorcida e/ou conter bolhas. Se a abertura da tampa de cera for demasiado larga, ou se a tampa de cera estiver deslocada, a pressão de moldagem pode diminuir e o material de moldagem pode não se estender sobre o tecido mole à volta dos implantes, especialmente no maxilar. A moldagem incompleta do tecido mole à volta dos implantes impede o fabrico de uma superestrutura com um perfil de emergência adequado. Uma técnica de moldagem de implantes modificada é apresentada como uma solução para estes problemas.

PROCEDIMENTO

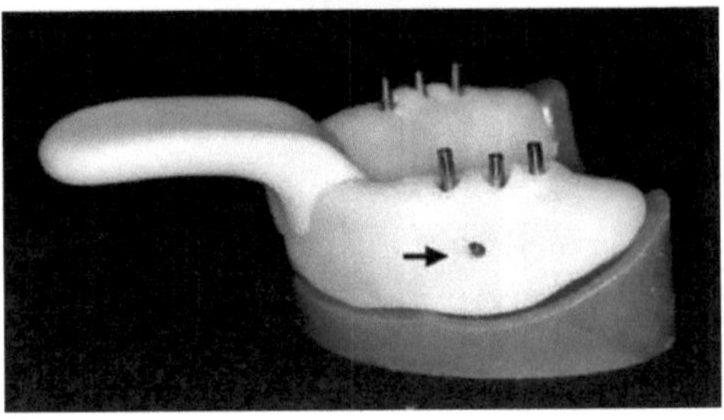

FIG. 47. MOLDEIRA DE IMPRESSÃO MODIFICADA. A SETA INDICA A ABERTURA LATERAL PARA INJECÇÃO DO MATERIAL DE IMPRESSÃO.

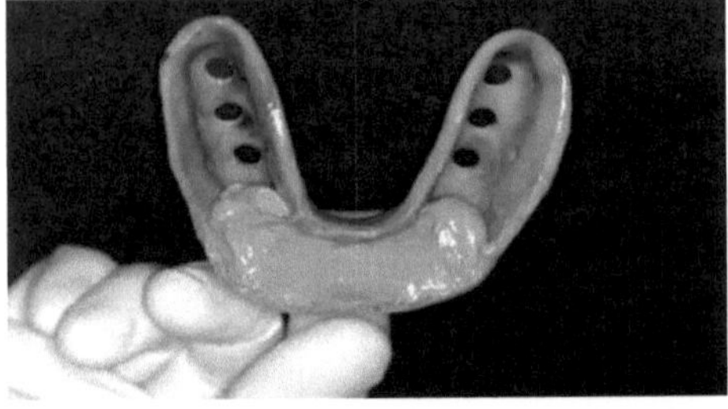

FIG. 48. MATERIAL DE IMPRESSÃO NA MOLDEIRA

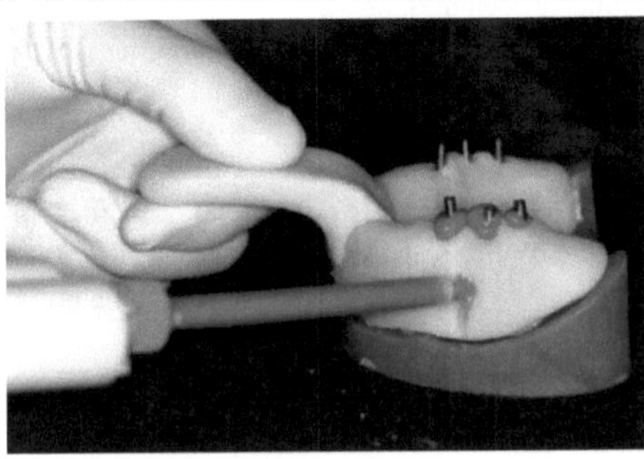

FIG.49 O MATERIAL DE MOLDAGEM DO TIPO INJECÇÃO É ADICIONADO ATRAVÉS DO ORIFÍCIO LATERAL ATÉ FLUIR DO LADO DO PINO GUIA.

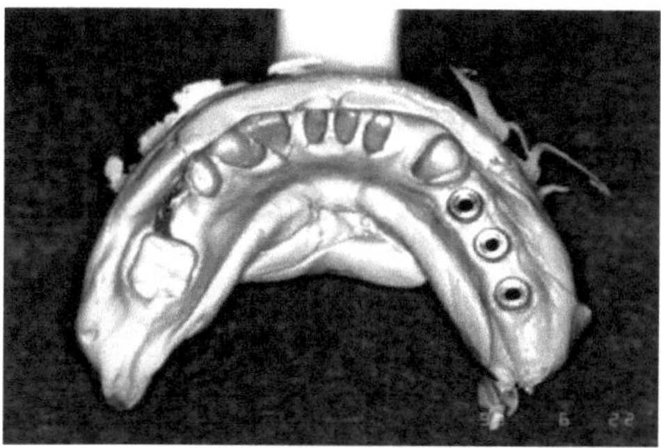

A IMPRESSÃO FIG.50 INCLUI CONTORNOS COMPLETOS DE TECIDOS MOLES À VOLTA DOS IMPLANTES

1. Assente as coifas de impressão nos implantes e fixe-as com pinos-guia.

2. Preparar uma abertura no lado bucal da moldeira perto dos implantes. Preparar orifícios na moldeira para permitir que a cabeça dos pinos-guia sobressaia sem entrar em contacto com a moldeira durante a moldagem.
3. Utilize um material de moldagem de corpo leve para registar a área à volta dos restantes dentes.

4. Volte a colocar o tabuleiro na boca e certifique-se de que os pinos-guia são visíveis através dos orifícios na parte superior do tabuleiro.
5. Colocar o material de impressão de injeção através da abertura lateral até que o material flua dos orifícios na parte superior da moldeira e do bordo lingual da moldeira.
6. Depois de o material de impressão ter assentado, remover a impressão que contém as coifas.

XIII) TÉCNICAS DE MOLDAGEM PARA ARCADAS QUE REQUEREM RESTAURAÇÕES DE IMPLANTES E DE DENTES NATURAIS[70]

Existem situações clínicas em que é efectuada uma impressão de implantes e dentes preparados em simultâneo. Tanto a fidelidade dimensional como a reprodução de pormenores finos são importantes quando as impressões são feitas de preparações dentárias. No entanto, quando as impressões são efectuadas de implantes ou pilares de implantes, apenas a fidelidade dimensional é importante. A reprodução de pormenores finos não é necessária quando são utilizadas coifas de impressão, porque estão disponíveis análogos para reproduzir as superfícies dos implantes ou pilares nos moldes. Para registar os detalhes finos das preparações dentárias, é vantajoso utilizar um material de impressão elastomérico de corpo leve que tenha a consistência e o fluxo necessários para registar as margens e os detalhes finos dos dentes preparados. **Um** material de corpo leve é normalmente injetado à volta das preparações dentárias com uma seringa de moldagem. Quando as coifas de impressão de implantes são colocadas para capturar a posição dos implantes, podem limitar o acesso às margens dos dentes preparados, o que pode resultar numa impressão inaceitável. O acesso adequado pode ser significativamente comprometido quando são utilizadas coifas de impressão de implantes removidas com as impressões. Este tipo de coifa de impressão para implantes é preferido por muitos clínicos, porque demonstrou uma precisão dimensional na reprodução de um molde mestre. Esta técnica baseia-se numa técnica de moldagem descrita por Cannistraci e na qual são feitas moldeiras individuais para as preparações dentárias. Utilizando esta técnica, as impressões das preparações dentárias são efectuadas independentemente das impressões dos implantes. As coifas de impressão para os implantes são colocadas após a impressão das preparações dentárias. Uma sobreimpressão relaciona os implantes e os preparos dentários.

+INDICAÇÕES:

No caso de arcadas que necessitem de restauração com implantes e dentes naturais.

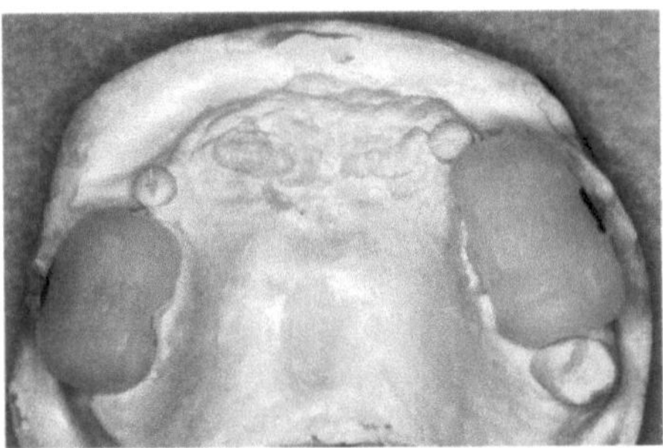

Fig.51 O molde das preparações dentárias e as moldeiras individuais formadas sobre elas.

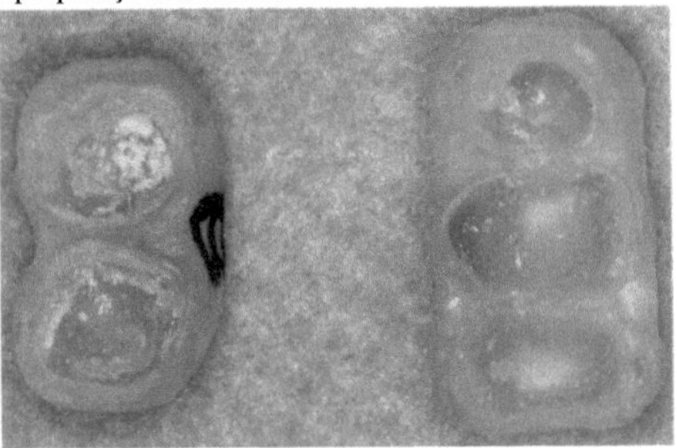

Fig.52 Vista interna das moldeiras individuais.

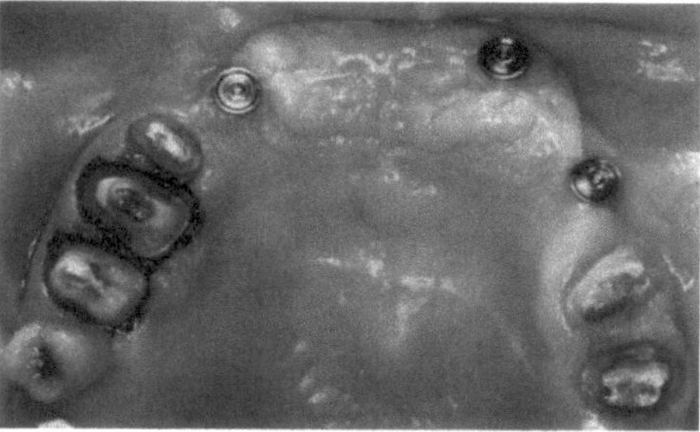

Fig.53 Vista oclusal da arcada dentária superior a bc impressionada, com o cordão de retração de tecidos colocado em preparações com mais de 1 mm subgengival

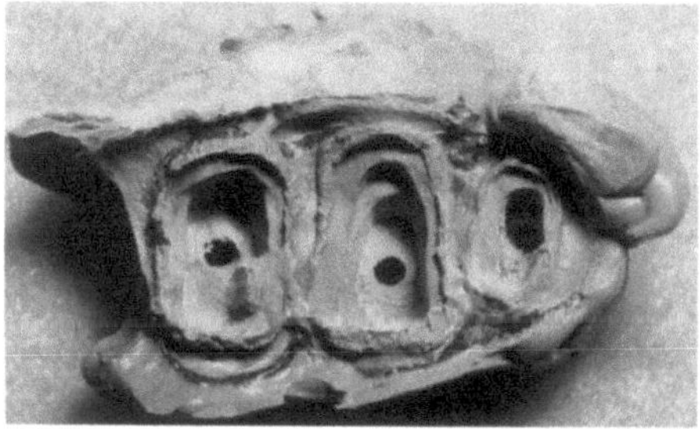

Fig.54 Vista de uma moldeira de impressão individual após a irnpressão inicial do corpo heático.

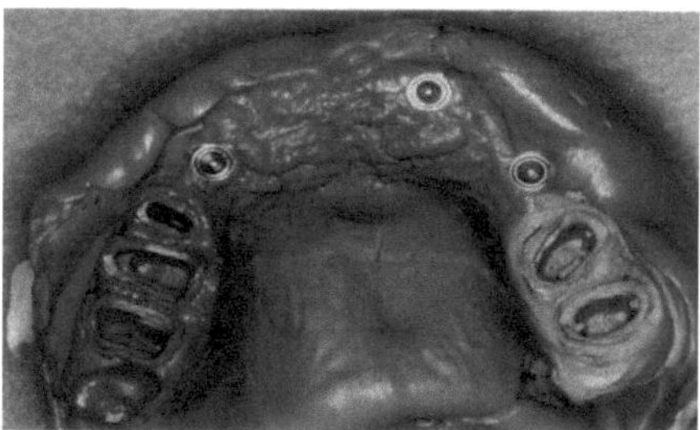

Fig.55 A moldagem concluída, incorporando preparações de dentes naturais e coifas de impressão de implantes.

1. É feita uma impressão preliminar dos dentes preparados com hidrocolóide irreversível e é construído um molde.
2. Cinco camadas de separador de borracha são pintadas sobre os dentes preparados para ajudar na separação das moldeiras do molde. Para permitir uma espessura de aproximadamente 1 mm de material de impressão, as moldeiras são aliviadas internamente.
3. Para os preparos dentários, são feitas moldeiras individuais com rebaixos retentivos externos para serem apanhados pela sobreimpressão. Uma moldeira de sobreimpressão com aberturas para aceder às coifas de impressão do implante é feita sobre estas coifas individuais.
4. As restaurações provisórias são removidas e os preparos são limpos. Devem ser usadas luvas de vinil para não inibir a fixação da impressão de polivinil siloxano.

5. As moldeiras individuais são pintadas com adesivo interna e externamente pelo menos 7 minutos antes de efetuar a impressão.
6. Normalmente, a retração de tecido só é necessária se as margens forem superiores a 1 mm subgengivais.
7. O material de moldagem de polivinil siloxano de corpo pesado é colocado nas moldeiras individuais e as moldeiras são colocadas sobre o(s) preparo(s).
8. Cada moldeira é removida depois de o material de impressão estar completamente fixado e examinada para verificar se está completa; esta fase pode ser repetida se forem encontradas áreas incompletas.
9. A moldagem individual e as moldeiras são perfuradas no aspeto coronal com uma broca redonda n.º 6 e os preparos são novamente secos. O material de moldagem de polivinil siloxano de corpo leve é colocado na moldagem existente, e a moldagem e a moldeira individual são reposicionadas lentamente sobre o(s) preparo(s). O excesso de material escapa através das perfurações e ao longo das margens da impressão. As moldeiras individuais são deixadas no sítio durante o resto do procedimento.
10. Em seguida, as coifas de impressão do implante são fixadas e é efectuada uma sobreimpressão utilizando um material de impressão de polivinil siloxano de corpo médio
11. As coifas de impressão são libertadas e a impressão é removida.

VANTAGENS:

As vantagens da técnica são o facto de permitir a utilização de um molde mestre com preparações dentárias e análogos de implantes para fabricar as restaurações. Facilita o acesso adequado às preparações dentárias sem interferência das coifas de impressão. Permite que as impressões individuais dos dentes sejam examinadas individualmente antes de se efetuar a impressão da arcada completa. Reduz o stress para o operador e para o paciente, porque as impressões dos dentes preparados são feitas independentemente dos implantes. Minimiza o trauma nos tecidos gengivais em algumas situações, porque a retração dos tecidos não é necessária quando as preparações dos dentes não se estendem mais de 1 mm subgengivalmente.

DESVANTAGENS:

1. As desvantagens desta técnica são o facto de necessitar de moldeiras individuais para os dentes preparados.
2. Limita o acesso à colocação das coifas de impressão dos implantes se as moldeiras individuais estiverem muito próximas.
3. Aumenta o volume da moldeira de impressão porque tem de acomodar as moldeiras individuais e as coifas de impressão do implante.

XIV) PROCEDIMENTO DE MOLDAGEM DE IMPLANTES NUMA ÚNICA ETAPA:[6]

Após a exposição dos implantes dentários na segunda fase, é essencial estudar a sua posição para conceber a prótese final. A seleção do pilar depende da profundidade do sulco do tecido mole e do perfil de emergência adequado dos pilares pré-angulados, de base larga ou moldados à medida. Os moldes de diagnóstico montados são úteis para este fim e podem servir como um meio conveniente para desenhar a superestrutura e comunicar com o laboratório. É descrito um procedimento simplificado de uma etapa para efetuar a moldagem para reconstruções com implantes.

PROCEDIMENTO

1. A prótese existente do paciente é duplicada com resina acrílica transparente através da utilização de um frasco duplicador de próteses.
2. Depois de a resina acrílica ter endurecido completamente, a prótese é removida do molde e o excesso de flash é aparado dos bordos da prótese.
3. Acabar e polir a prótese.
4. Experimentar a prótese duplicada na boca do doente e efetuar os ajustes necessários.
5. Remova as tampas de cicatrização dos implantes e coloque os pilares de impressão nos implantes. Efectue radiografias para confirmar o assentamento dos pilares de impressão.

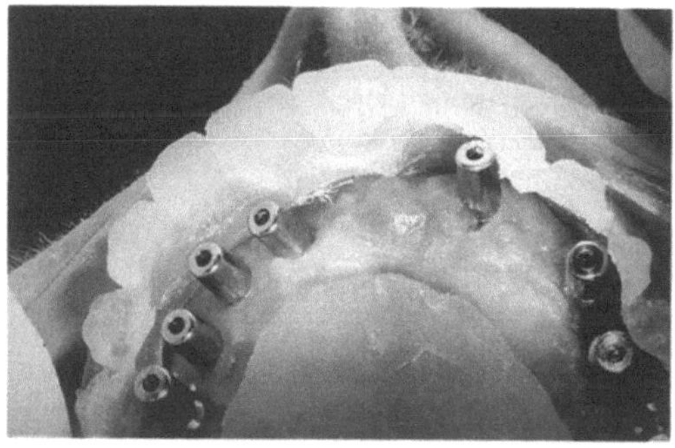

FIG. 56. A PRÓTESE DUPLICADA É CORTADA PARA PERMITIR O ASSENTAMENTO SEM INTERFERÊNCIA DOS PILARES DE IMPRESSÃO À MEDIDA QUE É EXPERIMENTADA.

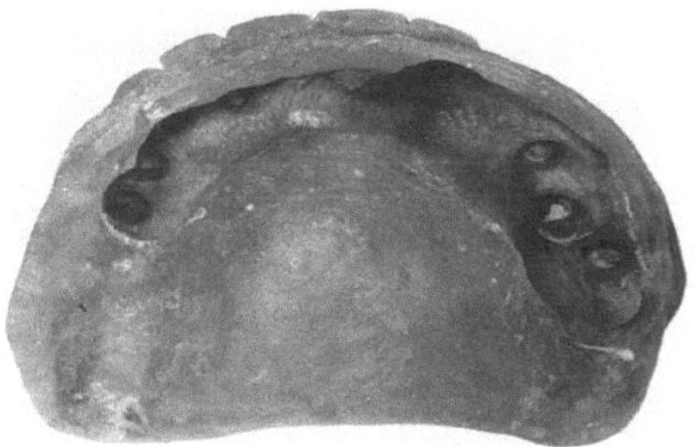

FIG.57 A PRÓTESE DUPLICADA É FECHADA COM O MATERIAL DA MOLDEIRA TRIAD PARA FAZER A MOLDEIRA DE IMPRESSÃO.

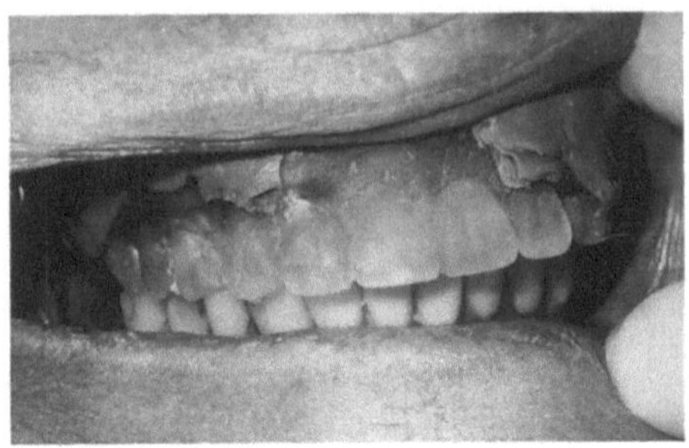

FIG.58 A IMPRESSÃO É EFECTUADA E A RELAÇÃO DO MAXILAR É REGISTADA APÓS A FIXAÇÃO DO MATERIAL DE IMPRESSÃO.

6. Cortar a base da prótese para que esta possa ser completamente colocada na boca sem entrar em contacto com os pilares de impressão.
7. Adicione o material da moldeira Triad VLC ou cera utilitária à prótese para fechar a parte que foi removida. Não embale o material à volta dos pilares, porque deve tocar apenas nas extremidades expostas dos pilares de impressão.
8. Utilizar o duplicado da prótese como molde para fazer uma impressão da arcada com um material de impressão elastomérico.
9. Depois de o material de impressão assentar, faça um registo da relação da mandíbula com um material de registo elastomérico rígido.
10. Depois de remover o molde da boca, aparafusar os análogos de implantes nos pilares de moldagem e vazar um modelo de tecido mole.

AVANÇOS RECENTES:

SISTEMA DE IMPRESSÃO VIRTUAL:

O sistema de restauração de implantes de conceção e fabrico assistido por computador utiliza um pilar de cicatrização único com códigos incorporados na superfície oclusal. Após um Após ter sido feita a impressão do pilar de cicatrização no local, um scanner ótico lê os códigos de um molde resultante para determinar o tamanho do implante, a localização, a posição hexagonal e os níveis dos tecidos moles. Um pilar final específico para o paciente é então concebido e fresado em liga de titânio. As margens do pilar seguem de perto o nível gengival e a forma é idealizada, contribuindo para um perfil de emergência e uma arquitetura gengival mais optimizados.

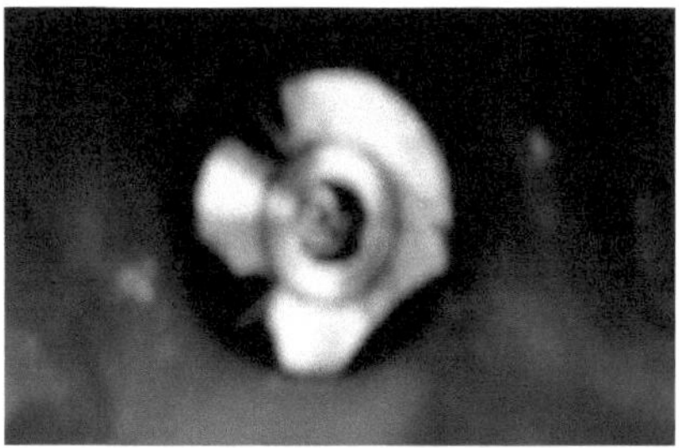

Fig.59 **A vista oclusal do pilar revela facetas que codificam informações críticas sobre o implante**

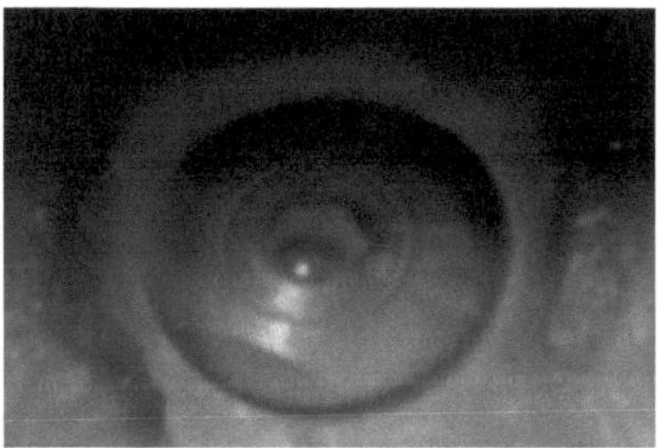

Fig.**60 As facetas dos pilares de cicatrização são captadas na impressão**

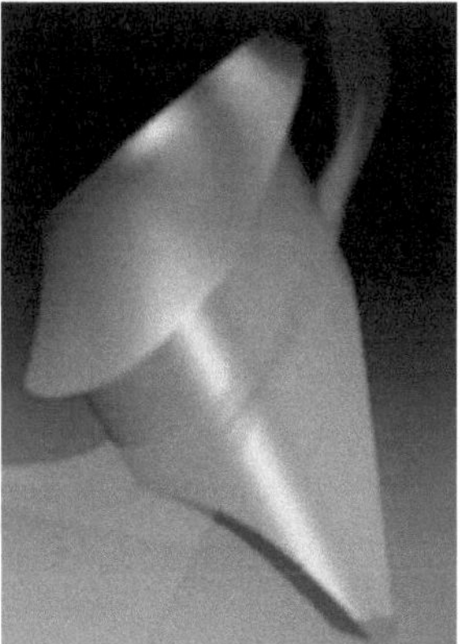

Fig.61 Digitalização do pilar virtual

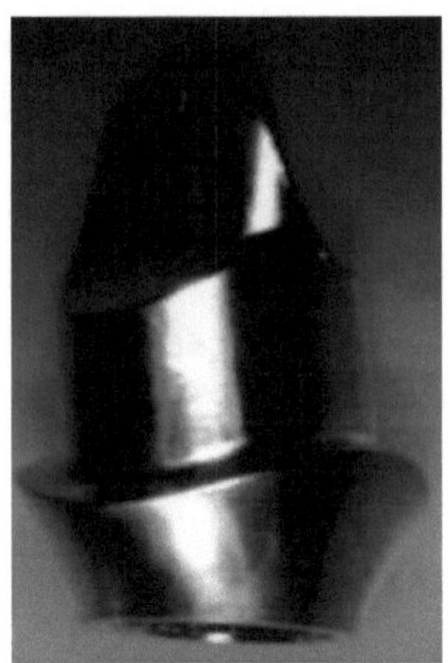

Fig.62 Pilar CAD/CAM

SIGNIFICADO DAS IMPRESSÕES VIRTUAIS

Os objectivos da implantologia dentária evoluíram para além do mero fornecimento de uma função de fixação, abrangendo a obtenção de restaurações de aspeto natural. As novas técnicas e componentes de implantes disponíveis estão a aumentar a capacidade do dentista restaurador para obter resultados estéticos previsíveis. Uma dessas inovações é a mudança de pilares personalizados convencionais de stock e fundidos para pilares específicos do paciente produzidos através de CAD- CAM. O fabrico de componentes de restauração de implantes utilizando técnicas clínicas e laboratoriais convencionais tem sido problemático por várias razões. Muitos dentistas não se sentem à vontade para efetuar impressões ao nível dos implantes. Como resultado, podem evitar oferecer implantes como alternativa de tratamento. Ou então, podem utilizar técnicas tradicionais morosas para fabricar pilares de reserva intra-oralmente. Aqueles que se sentem à vontade a colocar implantes e a efetuar impressões ao nível dos implantes estão a ser confrontados com as limitações da tecnologia de fundição por cera perdida, que está sujeita a precisões significativas. Os pilares de implantes CAD/CAM oferecem as vantagens dos pilares personalizados de stock e de processo laboratorial sem as desvantagens associadas. Tal como os pilares personalizados fundidos, os pilares CAD/CAM são criados para cada paciente e, por conseguinte, têm o potencial de proporcionar um suporte ótimo dos tecidos moles peri-implantares. Os pilares CAD/CAM não requerem qualquer manipulação depois de serem maquinados, o que resulta num ajuste mais preciso.

Os pilares de cicatrização Encode incorporam facetas nas suas superfícies oclusais que servem como um código para identificar o diâmetro da plataforma do implante, a altura do pilar de cicatrização, a posição hexagonal do implante e o diâmetro do perfil de emergência. Ao efetuar um molde do pilar de cicatrização após a maturação dos tecidos, o dentista responsável pela restauração consegue captar estas informações vitais sem ter de recorrer a um molde mais difícil ao nível do implante.

Um scanner ótico lê e traduz os códigos incorporados nos pilares de cicatrização. Estes dados são transferidos para o software CAD, os pilares do implante são virtualmente desenhados e o aparelho de fresagem Cam produz os pilares finais em titânio. Os pilares concluídos são devolvidos ao laboratório para a conclusão da prótese definitiva. Recentemente, foi introduzido um revestimento em ouro de nitreto de titânio como uma caraterística opcional para os pilares definitivos encode. O revestimento de ouro proporciona dois benefícios estéticos distintos. Uma coroa de cerâmica assente neste pilar mantém uma cor mais natural. Também confere uma tonalidade quente através dos tecidos gengivais.

QUADRO I RESUMO DAS INDICAÇÕES, VANTAGENS E DESVANTAGENS DE VÁRIAS TÉCNICAS DE COMPRESSÃO DE IMPLANTES

IMPRESSÃO TÉCNICA	INDICAÇÕES	VANTAGENS	DESVANTAGENS
Técnica do tabuleiro aberto	Para fazer mestre ou secundário impressões	Barato , boa precisão	Técnica sensível
Técnica do tabuleiro fechado	Para fazer a primeira impressão	Não é necessário um tabuleiro personalizado, fácil de executar	Pouca precisão, Mau ajuste da prótese
Técnica de impressão sem moldeira	Em próteses suportadas por implantes de arcada completa, Restrição da abertura da boca	Podem ser fabricadas próteses de precisão e exatidão, Menos demorado.	Altamente sensível à técnica.
Técnica de impressão funcional	Em sobredentaduras retidas por implantes	Proporciona uma relação exacta dos componentes do implante com o tecido alveolar, menos ajustes pós-operatórios	Demorado, sensível à técnica.
Impressão em duas etapas técnica	Sobreposição mandibular retida por implante dentadura	Excelente adaptação da prótese, exato	Demora
Impressão de encaixe técnica	Espaço inadequado para o pilar, em modificado pilares	Altamente preciso, excelente ajuste do prótese	Sensível à técnica.
Parafuso retido Impressão técnica	Em caso de posição e angulação incorrectas do implante	Menos tempo de cadeira, menos dispendioso	Técnica sensível
Técnica de moldagem para implantes em close proximidade	Para implantes muito próximos	Altamente preciso em situações como esta	Técnica sensível
Técnica combinada de gesso e silicone	Parcial e também em condição completamente desdentada	Flexibilidade do silicone Captura o corte inferior com precisão, Efeito de esplintagem de	Demorado, sensível à técnica.

		o gesso melhora a precisão e o ajuste	
Duplo técnica de impressão	Em sobredentaduras retidas por implantes	Registar os tecidos tanto a nível funcional como anatómico	Técnica sensível
Técnica de moldagem para arcadas que requerem implantes e dentes naturais restauração	Para arcadas que necessitam de restauração com implantes e dentes naturais	Acesso adequado às preparações dentárias, Reduz o stress do operador e do paciente	Requer uma moldeira individual para preparar o dente, Aumento do volume da moldeira de impressão

MATERIAIS DE IMPRESSÃO

O molde é a base sobre a qual a prótese é indiretamente fabricada. A utilização do molde do implante como referência para o ajuste da estrutura do implante extra-oral facilita a avaliação do ajuste por parte do médico. As estratégias para obter o ajuste podem ser concluídas no molde mestre antes da consulta clínica do paciente. Embora a precisão absoluta do molde do implante não pareça ser alcançável atualmente, foi sugerido que a distorção do molde do implante pode ser minimizada durante o seu fabrico para melhorar a adaptação. A precisão da moldagem do implante depende do tipo de material de impressão, da técnica de impressão do implante, da precisão do material do molde e da técnica de moldagem do implante. Por este motivo, recomendam-se procedimentos protéticos de implantes meticulosos e precisos como forma de obter a melhor adaptação possível.

Foram descritas várias técnicas de moldagem de implantes, mas as mais comuns incluem a indireta, a direta e a direta com implantes. O principal objetivo de uma moldagem de implantes é registar e transferir a relação entre os pilares ou implantes e reproduzir esta relação com a maior precisão possível. As impressões de implantes também têm um objetivo secundário, mas importante, de registar a morfologia dos tecidos moles. A maioria dos estudos indica que a técnica de moldagem indireta produz uma maior distorção média do que as técnicas de moldagem direta e direta. Quando se comparam as técnicas de moldagem direta e de moldagem direta com esplintagem, foram relatados resultados contraditórios em relação à sua precisão. Os estudos concluíram que a técnica direta era mais precisa do que a técnica de moldagem direta com esplintagem. No entanto, na técnica de moldagem de implantes, o material de moldagem tem de cumprir dois requisitos:

(1) rigidez e

(2) distorção posicional mínima.

No que diz respeito à rigidez, a quantidade de binário necessária para rodar uma coifa de moldagem direta sobre implantes em diferentes materiais de moldagem sobre implantes ainda não foi investigada em pormenor e pode ser considerada uma caraterística importante da técnica de moldagem direta para impressões sobre implantes.

Liou et al referiram que as coifas de impressão indireta não regressavam à sua posição original quando eram substituídas por silicones de adição ou de poliéter. Presume-se que o mesmo acontece quando as coifas de impressão direta são rodadas acidentalmente. Por conseguinte, o profissional pode ter menos probabilidades de deslocar acidentalmente a coifa de impressão se utilizar uma coifa de impressão mais rígida

Material. Relativamente à distorção posicional, Barrett eta não encontrou qualquer diferença significativa entre a precisão das impressões de implantes diretos feitas de poliéter e as feitas de silicones de adição.

Além disso, os grupos de técnicas de moldagem de implantes, nomeadamente, direta, direta com esplintagem e indireta, não variaram significativamente em termos de precisão, uma conclusão que é contrária aos resultados de outros estudos. Apesar de serem fabricados vários materiais de moldagem com uma gama de consistências, foi efectuada uma comparação exaustiva para documentar a rigidez e a precisão destes materiais/tipos de consistência, tal como exigido para a técnica de moldagem direta sobre implantes.

Devido a uma baixa tensão de compressão (flexibilidade) e a uma dureza favorável, o POLYETHER tem sido recomendado como material de moldagem para restaurações edêntulas implanto-suportadas múltiplas. A utilização de silicones de adição também tem sido recomendada como material para impressões de implantes. As propriedades de um material de moldagem, incluindo a rigidez e a exatidão, podem influenciar a exatidão da moldagem do implante, a exatidão do molde sólido do implante e, em última análise, a exatidão da estrutura do implante moldado. De acordo com os autores, estes materiais de moldagem elastoméricos possuem caraterísticas excelentes que os tornam ideais para serem utilizados como material de eleição. Estes materiais de moldagem elastoméricos são materiais de moldagem pseudoplásticos. Por conseguinte, quando é aplicada uma pressão adequada, o material apresenta um fluxo excelente. O significado desta propriedade é o facto de o médico poder utilizar um material mais estável e resistente à distorção. Por conseguinte, a rigidez do material de fixação é bastante elevada. A elevada rigidez destes materiais ajuda a segurar as coifas de impressão e a evitar a deslocação acidental das coifas.

Estes materiais possuem também excelentes propriedades elásticas. Por conseguinte, podem suportar tensões maiores sem sofrerem grandes deformações permanentes. Têm uma elevada recuperação elástica de cerca de 98,5%. Devido a esta elasticidade e à elevada recuperação elástica, é possível obter uma maior precisão. Para além destas propriedades, estes materiais têm uma excelente resistência ao rasgamento. Por conseguinte, as impressões feitas com estes materiais são resistentes à distorção no momento da remoção da boca.

Entre os materiais de moldagem elastoméricos, o silicone e os polissulfuretos adicionais possuem uma excelente estabilidade dimensional, uma vez que não libertam quaisquer subprodutos. Estudos demonstraram que os moldes vazados após uma semana eram dimensionalmente estáveis. Regista os detalhes da superfície com a maior precisão e tem boa biocompatibilidade.

A escolha de um material de moldagem para próteses implanto-suportadas requer a consideração de vários factores, incluindo a precisão do material, a experiência do clínico com o material, o período de tempo antes de a moldagem ser efectuada e a quantidade de rebaixos intra-orais. Dentro dos limites de vários estudos efectuados, os profissionais da especialidade de prótese dentária podem preferir utilizar poliéter (médio), além de silicone (alto), dada a sua maior rigidez global. O tipo de material utilizado para a moldagem de múltiplos implantes em desdentados totais ou parciais dependerá dos factores que são importantes para o profissional.

QUADRO II RESUMO DOS MÉRITOS E DEMÉRITOS DOS MATERIAIS DE IMPRESSÃO ELASTOMÉRICOS[5]

Material	Méritos	Deméritos
Polissulfureto	Longo tempo de funcionamento elevada resistência ao rasgamento custo modesto.	A alimentação deve ser efectuada imediatamente. O estiramento provoca manchas de distorção na roupa e um odor desagradável.
Silício de condensação	Bom tempo de trabalho limpo &	Elevada contração de polimerização.
	agradável.	Produto volátil. A alimentação de baixa resistência ao rasgamento deve ser efectuada imediatamente.
Silicone de adição	Limpo e agradável Idealmente elástico Pode ser feito um derrame repetido. Estável em termos dimensionais	Baixa resistência ao rasgamento. Custo elevado.
Poliéter	Boa estabilidade Atraso de funcionamento Prazo de validade: 2 anos	Sabor amargo Componentes de lixiviação Custo elevado

TABELA III: COMPARAÇÃO DAS PROPRIEDADES DOS MATERIAIS DE IMPRESSÃO ELÁSTICOS

PROPRIEDADE	POLISSULFIDE	CONDENSAÇÃO	ADIÇÃO	POLIETILENO
LÁGRIMA RESISTÊNCIA	+++	++	++	++
ELASTICIDADE	+++	++++	++++	++
ACURACIA	+++	++	++++	+++
DIMENSIONAL ESTABILIDADE	++	++	++++	++++

++ -Adequado, +++ - Bom, ++++ - Muito bom, -- Mau.

FALHAS COMUNS DOS MATERIAIS DE IMPRESSÃO ELASTOMÉRICOS NÃO AQUOSOS

A incapacidade de produzir um molde aceitável ou uma peça fundida está mais provavelmente associada a um erro de técnica do que a uma deficiência nas propriedades do material. As falhas comuns e as suas causas estão resumidas na seguinte tabela IV .[62]

TIPO DE FALHA	CAUSAS
Superfície rugosa ou irregular na impressão	Polimerização incompleta resultante da remoção prematura da cova, mistura incorrecta, polimerização demasiado rápida devido a temperaturas elevadas.
Bolhas	Para uma polimerização rápida, incorporação de ar durante a mistura.
Vazios de forma irregular	Humidade ou detritos na superfície do dente
Pedra bruta ou calcária moldada	Limpeza inadequada da impressão, Excesso de agente humidificante deixado na impressão, Remoção prematura do molde, Não esperar pelo menos 20 minutos antes de verter
Distorção	Remoção prematura da boca, Movimento da moldeira durante a polimerização, Pressão contínua contra o material de impressão que desenvolveu propriedades elásticas.

DESINFECÇÃO DA IMPRESSÃO:

Quando a impressão é removida da boca do doente, deve assumir-se que todos os materiais de impressão estiveram em contacto com os fluidos corporais. Devem ser desinfectados de acordo com o procedimento recomendado para o material que está a ser utilizado. Depois de a impressão ser removida da boca do doente, deve ser imediatamente enxaguada com água da torneira e seca com uma seringa de ar. De seguida, devem ser utilizados produtos químicos adequados, como o glutaraldeído ou o iodofor spays. Alguns desinfectantes são perfeitamente adequados para um material mas inadequados para o outro. Devido à sua tendência para distorcer e absorver a humidade, o poliéter ou os silicones de adição devem ser pulverizados e armazenados num saco de plástico, em vez de serem submergidos e mergulhados na solução de glutaraldeído. A desinfeção é um passo essencial para evitar a infeção cruzada e a exposição do pessoal do laboratório. Se for realizada corretamente, a desinfeção não afectará a precisão ou a reprodução da superfície do elastómero.

QUADRO V[62] DESINFECTANTES RECOMENDADOS PARA ELASTÓMEROS:

DESINFECTANTE	POLISSULFIDE	SILICONES	POLIETILENO
Glutaraldeído 2% (10 mts. de tempo de imersão)	Sim	NÃO	NÃO
Iodóforos	Sim	Sim	Não
Compostos de cloro	Sim	Sim	Sim
Fenólicos complexos	Sim	Sim	Não
Fenólicos glutaraldeído	Sim	Sim	NÃO

AVALIAÇÃO DA IMPRESSÃO:

Após a desinfeção, a impressão completa é inspeccionada cuidadosamente antes de se fazer o molde de trabalho. A impressão deve estar completamente seca no momento da avaliação. Uma impressão que contenha estrias visíveis de material de base ou catalisador deve ser rejeitada. Isto indica que o material não está corretamente misturado e, por conseguinte, é aconselhável repetir a impressão. Outro erro que ocorre frequentemente é a exposição do tabuleiro. Este erro deve ser identificado e o seu potencial impacto na qualidade da impressão deve ser avaliado. Uma causa comum é o assentamento incorreto da moldeira. Isto pode resultar no contacto da moldeira com vários dentes e numa espessura irregular do material de impressão. Se ocorrer na área crítica, a impressão tem de ser rejeitada e tem de ser efectuada uma nova. A ocorrência de espaços vazios, dobras ou vincos deveria ter sido evitada através de uma técnica cuidadosa; no entanto, quando ocorre na área não crítica, a impressão pode ser aceitável. A separação do material de impressão da moldeira de impressão ocorre normalmente como resultado de uma aplicação incorrecta ou de uma secagem inadequada do adesivo. Esta é a causa mais comum de uma impressão distorcida.

BANDEJAS DE IMPRESSÃO:

Muitos clínicos e autores abordaram a ideia de que o ajuste passivo das próteses sobre implantes é essencial para o sucesso do tratamento a longo prazo. Embora se presuma que uma prótese mal ajustada entre 2 ou mais implantes possa ter um efeito negativo na estabilidade a longo prazo desses implantes, faltam provas que sustentem esta teoria. Embora existam algumas provas de que o desajuste da prótese pode não afetar a osteointegração, existem provas de que o desajuste da prótese é suscetível de aumentar a incidência de afrouxamento ou fratura dos componentes mecânicos. As causas da falha e do afrouxamento dos componentes são multifactoriais, mas deve assumir-se que o desajuste da prótese desempenha um papel importante em complicações como o afrouxamento e a fratura dos parafusos oclusais e do pilar em restaurações de implantes ligados. Devido a estas preocupações, o desajuste da prótese deve ser minimizado. Um dos passos cruciais para produzir uma prótese bem ajustada é uma impressão exacta. A maior parte da literatura disponível que avalia a exatidão dos materiais de moldagem e compara a exatidão das moldeiras de stock com as moldeiras personalizadas sugere que as moldeiras personalizadas são mais exactas e apresentam um ajuste passivo quando comparadas com as moldeiras de stock. Também parece prudente utilizar um material de moldagem elastomérico rígido, como o poliéter, porque é rígido e mantém as coifas de moldagem com precisão, é dimensionalmente estável, tem uma boa resistência à deformação permanente, tem uma baixa tensão de compressão (flexibilidade) e tem uma elevada resistência ao cisalhamento inicial.

TABULEIRO DE ARMAZENAMENTO:

São utilizados principalmente para a moldagem indireta. São sobretudo utilizadas para fazer a moldagem primária, uma vez que são menos precisas e a sua incapacidade de produzir um encaixe passivo torna-as menos desejáveis.

TABULEIRO PERSONALIZADO:

Uma moldeira personalizada resulta frequentemente em menos erros tanto na distância entre pilares como na distorção da arcada cruzada, em comparação com as moldeiras de stock. É utilizada resina acrílica fotopolimerizável ou a frio para fabricar uma moldeira personalizada. A moldeira personalizada é colocada sobre as regiões dos espaçadores de cera e permite que os parafusos de fixação longos sobressaiam através da parte superior da moldeira. A moldeira personalizada fabricada com a resina acrílica de polimerização a frio deve ser feita 24 horas ou mais antes da moldagem final. Durante este período, a moldeira distorce e muda de dimensão devido à evaporação do monómero. Se a moldeira personalizada não puder ser fabricada mais de 24 horas antes da impressão final, existem duas opções disponíveis. Pode ser introduzida na água a ferver durante mais de 15 minutos para remover o excesso de monómero e eliminar a distorção ou pode ser utilizado um material acrílico ou termoplástico fotopolimerizável para fabricar a moldeira.

É utilizado um adesivo na moldeira de impressão personalizada para retenção do material elástico. Um silicone de adição muito rígido ou poliéter é o material de impressão de eleição para as impressões finais de transferência direta.

PROCEDIMENTO PARA FABRICAR UM TABULEIRO PERSONALIZADO:

O primeiro passo laboratorial para uma prótese implanto-suportada é o fabrico de uma moldeira aberta modificada. A moldagem preliminar com coifas de moldagem indireta e pilar para análogos de retenção de parafusos são vertidos em gesso dentário.

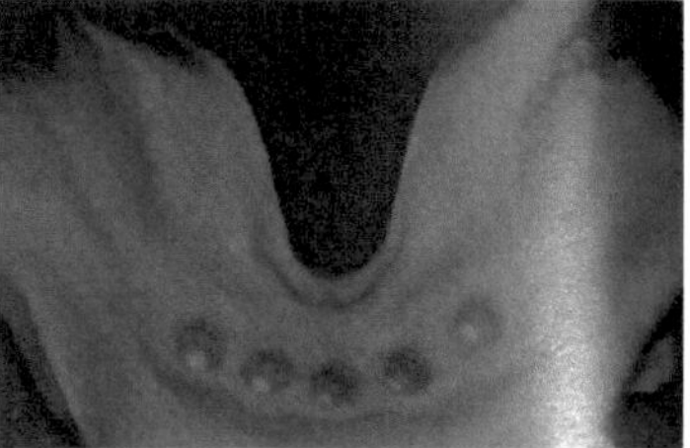

FIG.63 IMPRESSÃO DE ALGINATO EFECTUADA NUMA MOLDEIRA DE ESTOQUE

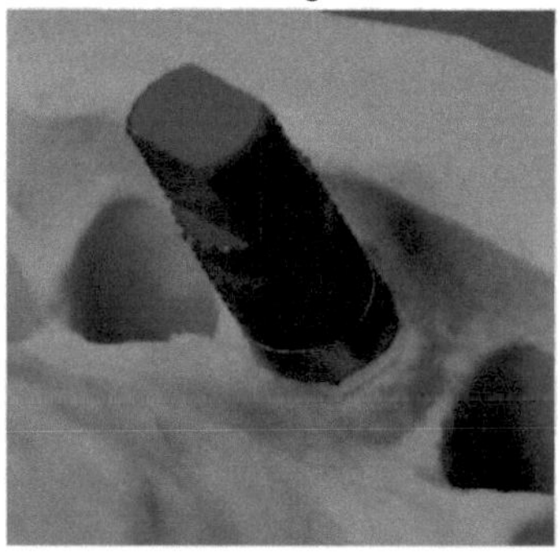

FIG.64 COLOCAÇÃO DE ANÁLOGOS DE LABORATÓRIO

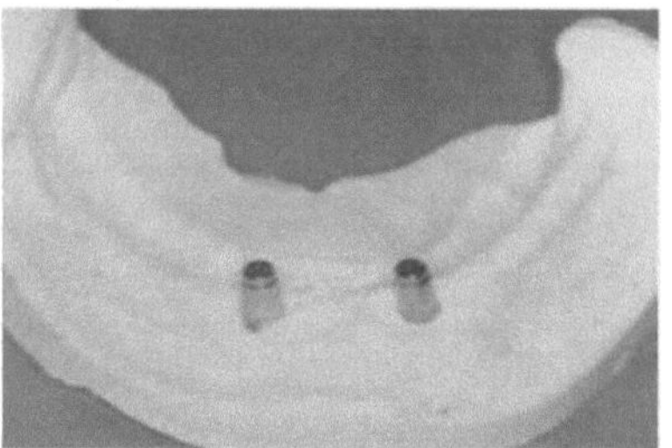

Fig.65 FUNDO DE TRABALHO COM ABUTMENT PARA RETENÇÃO DE PARAFUSOS

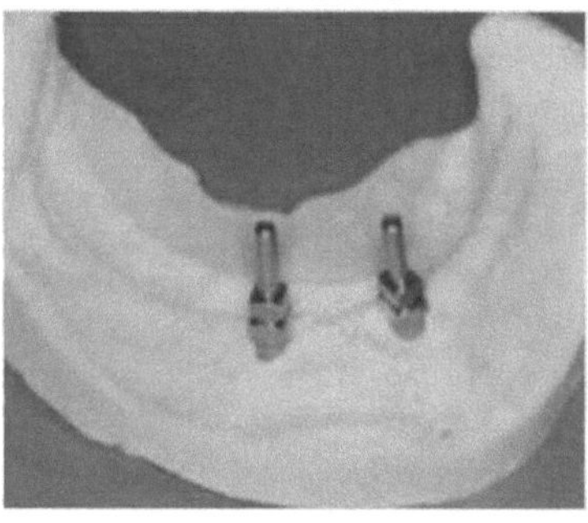

FIG.66 TRANSFERÊNCIAS DE IMPRESSÕES INDIRECTAS SUBSTITUÍDAS POR TRANSFERÊNCIAS DE IMPRESSÕES DIRECTAS

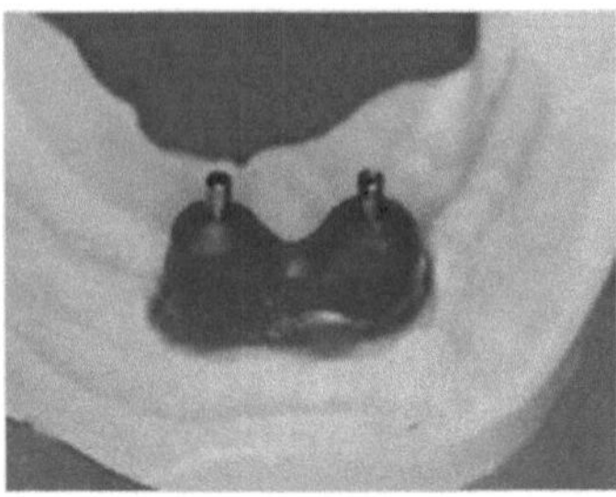

Fig.67 Espaçador de cera colocado à volta das coifas de impressão

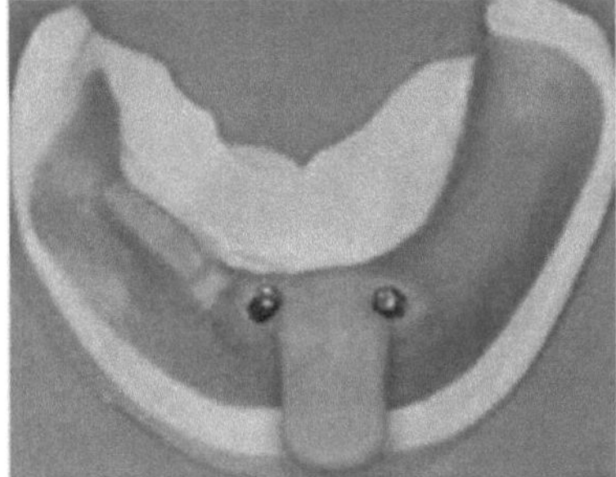

FIG.68 TABULEIRO PERSONALIZADO

As transferências de impressão indireta são então substituídas por coifas de transferência de impressão direta com parafusos de fixação longos nos moldes de trabalho. As transferências de impressão são bloqueadas 3 mm à volta e entre elas com cera da placa de base, exceto nos 7 mm superiores dos parafusos de fixação. É colocado um relevo de cera de 1 mm sobre as regiões de tecido mole do rebordo alveolar residual, para ser capturado na moldagem com batentes de tecido do primeiro molar. Os batentes de tecido impedirão que a moldeira toque no rebordo edêntulo, o que garante espaço para o material de moldagem entre a moldeira e o tecido mole. É fabricada uma moldeira acrílica personalizada com base no molde de trabalho. Os parafusos de fixação sobressaem 3 mm ou mais através da parte superior da moldeira. A moldeira é então removida e cortada 1 a 2 mm antes da periferia. Os orifícios para os parafusos de fixação são aumentados para permitir uma inserção e remoção fáceis do molde. As aberturas à volta dos parafusos de fixação longos permitem que a moldeira personalizada seja assente de forma consistente na mesma posição intra-oral.

TÉCNICA MODIFICADA PARA O FABRICO DE TABULEIROS PERSONALIZADOS :[54]

Omiid Savabi e Farhanz descreveram um método para o fabrico de moldeiras personalizadas para implantes dentários.

PROCEDIMENTO:

1. Nesta técnica, os parafusos de cobertura são removidos dos implantes e, em seguida, os parafusos de guia das coifas de impressão são inseridos com a chave de parafusos adequada.
2. É feita uma impressão com hidrocolóide irreversível.
3. Colocar as brocas redondas da peça de mão reta nas depressões dos parafusos-guia na moldagem e vazar a moldagem com gesso dentário tipo III, de modo a que a extremidade não cortante das brocas redondas no molde de diagnóstico demonstre o eixo dos parafusos-guia intraoralmente
4. Em seguida, coloque as coifas de impressão adequadas de cabeça para baixo sobre as brocas redondas no molde de diagnóstico
5. Cobrir o molde de diagnóstico com uma espessura adequada de cera da placa de base e cobrir a cera com folha de alumínio para evitar a impregnação de cera no tabuleiro personalizado de resina acrílica.
6. Fabricar a moldeira de impressão personalizada com resina de polimerização ligeira

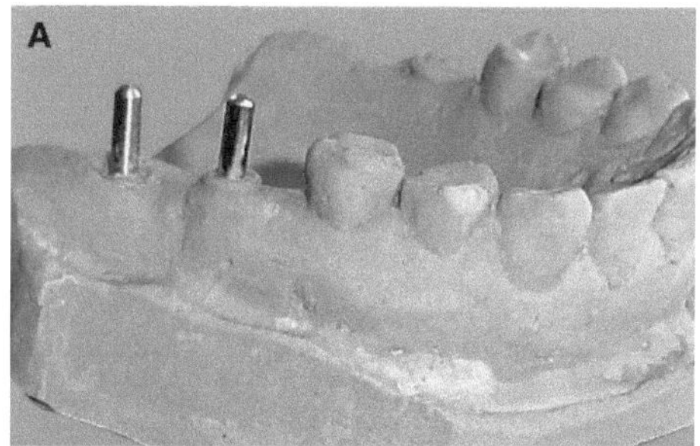

FIG. 69. A EXTREMIDADE NÃO CORTANTE DAS BROCAS REDONDAS DEMONSTRA O EIXO DOS PARAFUSOS-GUIA.

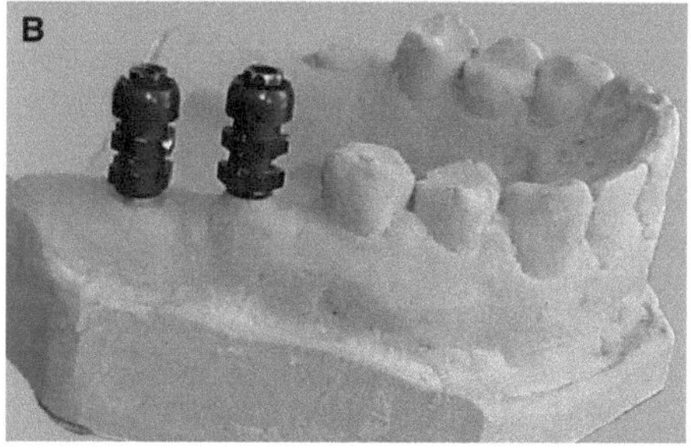

FIG.70 COIFAS DE IMPRESSÃO COLOCADAS DE CABEÇA PARA BAIXO SOBRE BROCAS REDONDAS.

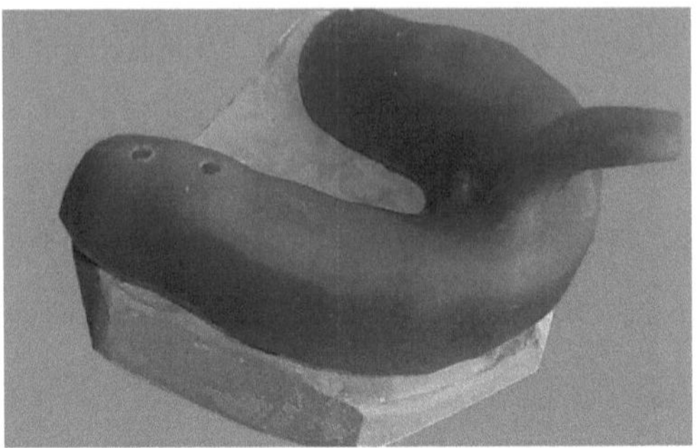

FIG.71 MOLDEIRA DE IMPRESSÃO PERSONALIZADA.

ADESIVO DE BANDEJA:

O Tray Adhesive é utilizado para melhorar a adesão dos materiais de moldagem de polissiloxano vinílico às moldeiras rígidas de metal ou plástico, acrílico personalizado e moldeiras de arco duplo. A separação do material de impressão da moldeira aquando da remoção da boca pode introduzir erros de distorção. A utilização do adesivo ajuda a assegurar que a impressão completa permanece firmemente presa à moldeira após a remoção da boca.

COMPOSIÇÃO

- Adesivo de silicone sensível à pressão
- Acetato de etilo
- Corante violeta

MÉTODO DE APLICAÇÃO

Selecione ou prepare um tabuleiro adequado. Antes de aplicar o adesivo para tabuleiros, experimente o tabuleiro para verificar se está bem ajustado e se tem uma extensão adequada. Depois de garantir o ajuste correto, enxaguar e secar bem a moldeira. Pincele uma camada fina de Tray Adhesive nas superfícies do tabuleiro que serão cobertas com o material de impressão e deixe secar ao ar durante, pelo menos, cinco minutos, mas não mais de 30 minutos. Repetir a aplicação se tiverem decorrido mais de 30 minutos. Evitar a colocação de adesivo em excesso nas superfícies do tabuleiro. A retenção não será melhorada e pode ser comprometida pela colocação de uma camada mais espessa de adesivo nas superfícies do tabuleiro. Misture e coloque o material de moldagem com a viscosidade desejada diretamente na moldeira revestida, de acordo com as instruções do material de moldagem selecionado.

Funções:

Os adesivos para moldeiras melhoram a adesão do material de impressão à moldeira e evitam a distorção da impressão quando esta é removida da boca.

REACÇÕES ADVERSAS

Podem ocorrer dores de cabeça, tonturas, náuseas, incoordenação e irritação respiratória com a inalação excessiva do Tray Adhesive. Vermelhidão ocular, lacrimejamento

e visão turva podem resultar da exposição direta. Em caso de ingestão, podem ocorrer vómitos, náuseas, diarreia e irritação da boca, garganta e estômago. A exposição direta pode provocar irritação da pele e a exposição prolongada pode provocar desidratação da pele.

RETRACÇÃO GENGIVAL :[72]

O deslocamento gengival durante a moldagem não tem sido um problema com uma coroa de implante aparafusada porque a maioria dos sistemas de implantes dentários utiliza componentes maquinados ou um padrão de plástico que pode ser adaptado com precisão diretamente a um implante dentário. Os componentes maquinados permitem a colocação de um pilar transmucoso de ajuste exato ao implante com um parafuso central. Em determinadas situações, uma coifa de ouro maquinada também pode ser utilizada para uma coroa aparafusada. A restauração cimentada é mais popular devido ao melhor contorno e estética, pelo que é fundamental uma impressão exacta, produzida de forma eficiente.

PROCEDIMENTO

São utilizadas três partes para este método de moldagem (Fig. 1): uma tampa de moldagem de retractor gengival de nylon, um análogo de ombro e um pino de reforço para o molde

1. Aparafusar o pilar sólido com o roquete ITI com o binário desejado. (O pilar pode ser modificado, se necessário, para corrigir a trajetória de inserção ou o seu comprimento).
2. Encaixe a tampa de moldagem do retractor gengival de nylon branco sobre os pilares e na parte exposta do implante dentário. Rode a tampa para verificar se está encaixada na posição correta. A tampa deve encaixar no sítio e não colidir com os dentes adjacentes (Fig. 2).
3. Efetuar uma impressão convencional utilizando um material de impressão rígido, como o polivinil siloxano ou o poliéter. Selecionar um tabuleiro de stock porque permite espaço para o coping de impressão. Injetar o material de corpo leve no coping de moldagem e colocar o material de corpo pesado, no tabuleiro, sobre os copings de moldagem.
4. Retirar a impressão do paciente e verificar a sua exatidão. Fixar o coping de impressão de modo a que não tenha sido deslocado ou a que a sua posição não tenha sido distorcida.
5. Encaixe o análogo do ombro na tampa de impressão do retractor gengival de nylon branco na impressão final (Fig. 3). Certifique-se de que não ocorreu qualquer alteração da porção ou distorção ao encaixar o análogo do ombro na tampa.
6. Verter a impressão no gesso de tipo IV. Colocar o pino de reforço no conjunto à medida que a tampa de impressão/análogo de ombro é preenchido com pedra (Fig. 4).
7. Seccionar o molde para fazer um molde amovível depois de a pedra ter assentado. Aparar o molde para que o análogo do ombro fique acessível
8. Construir restaurações convencionais com perfis de emergência fisiológicos (Fig. 6).
9. Cimentar as restaurações com recurso a técnicas convencionais após a montagem

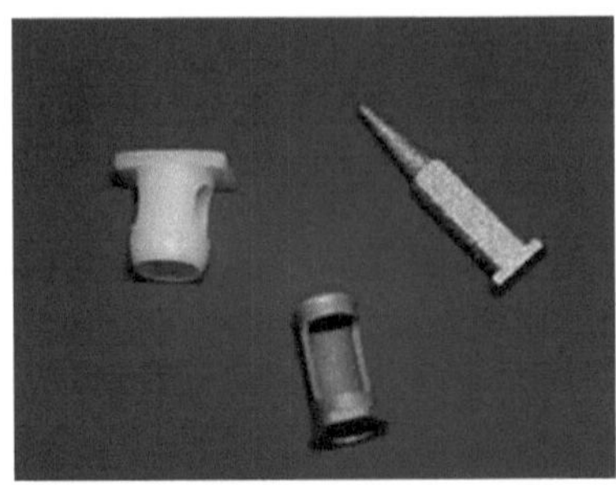

FIG.72. TAMPA DE IMPRESSÃO DO RETRACTOR GENGIVAL BRANCO (CANTO SUPERIOR ESQUERDO), ANÁLOGO DO OMBRO (CENTRO) E PINO DE REFORÇO.

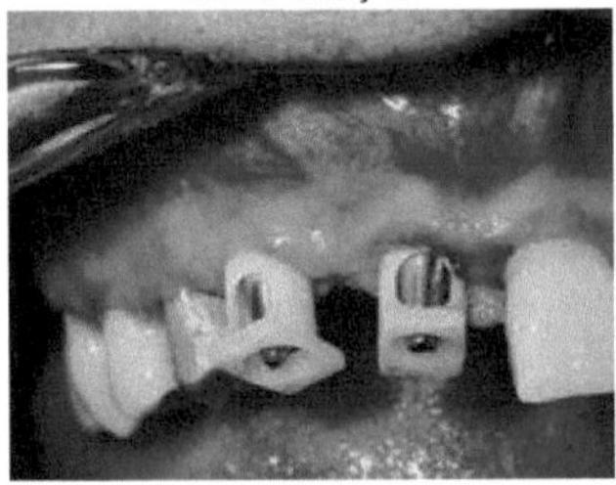

FIG. 73. TAMPAS DE IMPRESSÃO DO RETRACTOR GENGIVAL BRANCO FIXADAS

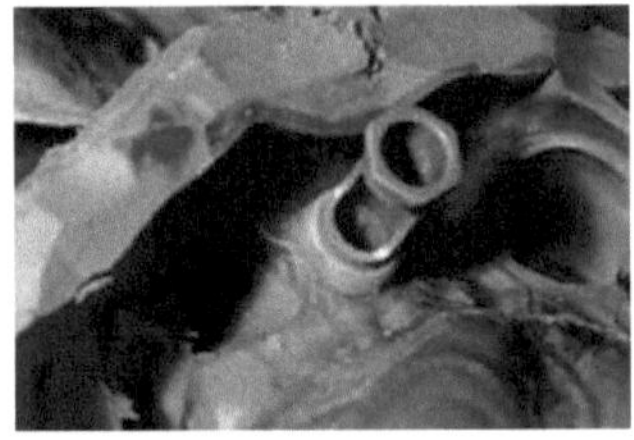

FIG. 74. ANÁLOGO DO OMBRO COLOCADO NA TAMPA DE IMPRESSÃO

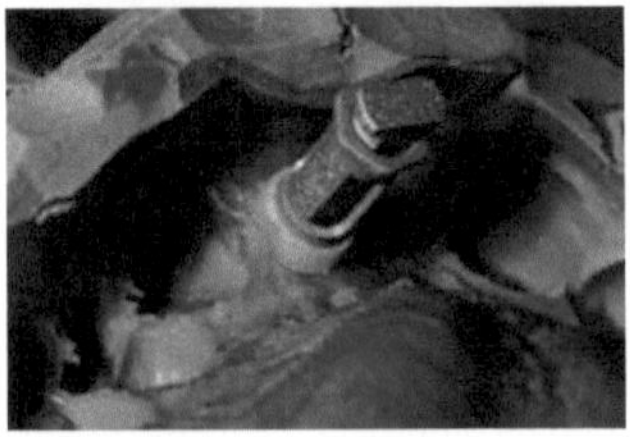

FIG. 75. POSTE DE REFORÇO COLOCADO NO ANÁLOGO DE OMBRO.

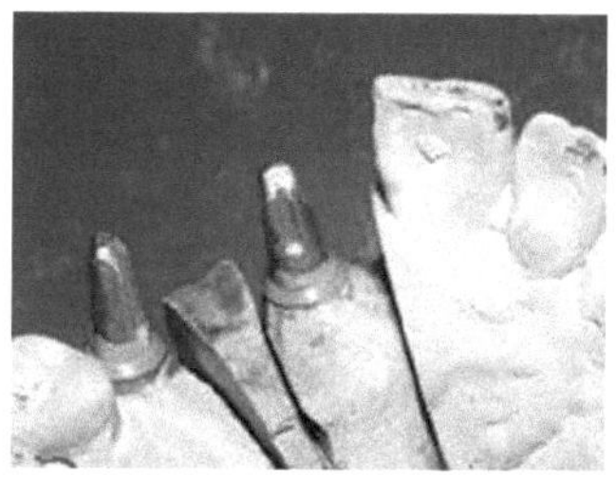

FABRICO DO MOLDE PRINCIPAL:

MATERIAIS UTILIZADOS PARA FAZER O MOLDE MESTRE:

O molde mestre para uma restauração aparafusada utiliza componentes metálicos análogos que representam o pilar para a retenção do parafuso. Como resultado, a dureza da superfície do troquel não é muito crítica. Em vez disso, a percentagem de expansão é muito importante, uma vez que pode alterar a distância entre pilares. Uma vez que todos os materiais de moldagem encolhem, o troquel deve expandir-se para compensar a alteração dimensional. Na medida em que o encolhimento do silicone de adição ou do poliéter é de aproximadamente 0,1% a 0,06%, a expansão do troquel também deve situar-se neste intervalo semelhante. Geralmente, a expansão da pedra dentária é maior quando comparada com a da pedra de matriz. As resinas epoxídicas apresentam propriedades comparáveis às do gesso, com a vantagem adicional de uma maior resistência à compressão, resistência à abrasão e reprodução de pormenores. No entanto, a resina epóxi encolhe em vez de expandir, numa média de 0,2%. Devido ao facto de os materiais de impressão também encolherem, a resina epóxi não deve ser utilizada para moldes principais aparafusados. Por conseguinte, sugere-se que, se for efectuada uma impressão de poliéter ou silicone de adição para uma prótese aparafusada, o modelo de gesso deve ser vazado com um gesso de matriz de classificação IV da ADA, que se expande numa quantidade semelhante à da contração do material de impressão.

ANÁLOGO AO LABORATÓRIO:

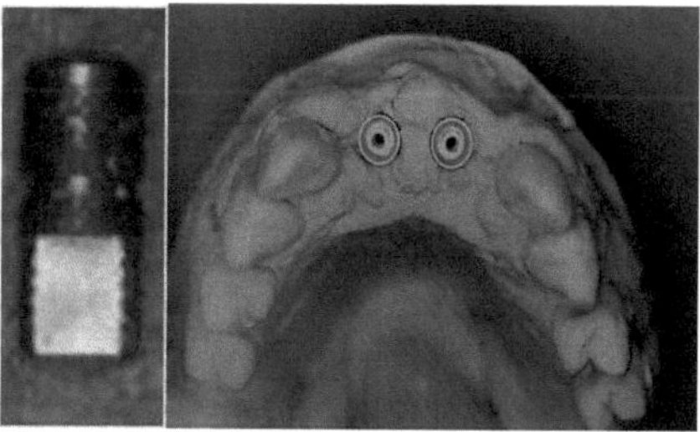

FIG.77 Análogo de laboratório

Os análogos de laboratório são fabricados para representar exatamente a parte superior da estrutura do implante ou do pilar no molde de laboratório. Por conseguinte, podem ser classificados como análogos de fixação e análogos de pilar. Ambos os tipos são aparafusados diretamente ao pilar de moldagem depois de este ter sido removido da boca e os componentes unidos são devolvidos à moldagem antes de serem vazados. O análogo de laboratório é frequentemente feito de aço inoxidável, alumínio ou latão. O pino de transferência de moldagem direta deve ser firmemente aparafusado na boca do doente para assegurar o assentamento completo sem colocar demasiada força de cisalhamento na interface óssea do implante. Deve ter-se o cuidado de assegurar que o análogo está nivelado e devidamente assente na coifa de transferência da impressão direta antes de o molde ser vazado. A moldagem final é então vazada com o gesso.

UTILIZAÇÕES:

Reproduz o implante para utilização no molde. É possível obter uma reprodução exacta do implante.

MÁSCARA DE TECIDO MOLE:

A utilização de moldes de tecidos moles ajuda significativamente a manter o contorno e a forma dos tecidos moles durante a fase laboratorial do fabrico de restaurações protéticas fixas. Os moldes de tecidos moles permitem uma maior harmonia biológica e estética da prótese fixa definitiva. Quando os implantes são utilizados como suporte para restaurações, este contorno dos tecidos moles é ainda mais crítico na comunicação laboratorial. Isto deve-se ao facto de os implantes cilíndricos não imitarem a secção transversal de uma raiz de dente natural em termos de forma ou tamanho ao nível gengival. Felizmente, a profundidade adequada de colocação do implante e a zona de transição entre o implante e a zona da mucosa são frequentemente estabelecidas e podem ser utilizadas para desenvolver esta secção transversal natural. Os clínicos utilizam uma variedade de técnicas para alterar a forma dos tecidos moles de modo a corresponderem melhor aos contornos naturais do dente, como a expansão dos tecidos com tampões de cicatrização de grandes dimensões, etc.

A utilização de um molde de tecido mole tem uma vantagem adicional em conjunto com a prótese implanto-suportada. A seleção dos pilares pode ser claramente visualizada porque o nível do implante pode ser visto em relação à altura e largura do tecido mole. Também permite o acesso ao análogo do implante sem a remoção potencialmente prejudicial do material de gesso fundido, causada pelos cortes inferiores inerentes presentes em alguns componentes de moldagem.

Idealmente, um material utilizado para moldes de tecidos moles deve ter uma estabilidade dimensional adequada durante o período de tempo necessário para fabricar e terminar a prótese. Não deve aderir ao material de moldagem da matriz. Deve ter uma fluidez, resistência à tração e resiliência adequadas para permitir a facilidade de fabrico e a durabilidade durante a utilização. Deve ser compatível com o material de moldagem da matriz. Tradicionalmente, os materiais de revestimento de próteses moles têm sido utilizados para moldes de tecidos moles quando são efectuados procedimentos de prótese fixa convencionais. No entanto, devido à evaporação dos álcoois utilizados como plastificante, o resultado final deteriorava-se muito rapidamente. Atualmente, estão disponíveis materiais comercializados especificamente para moldes de tecidos moles que são quimicamente semelhantes aos materiais de moldagem elastoméricos.

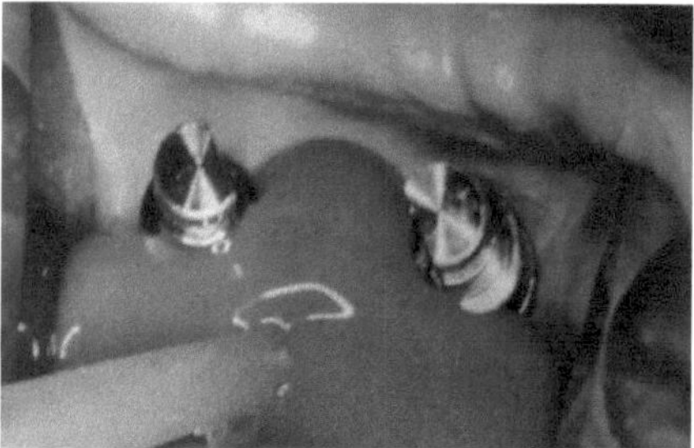

Fig.78 Aplicação da máscara de tecidos moles antes do vazamento do molde principal

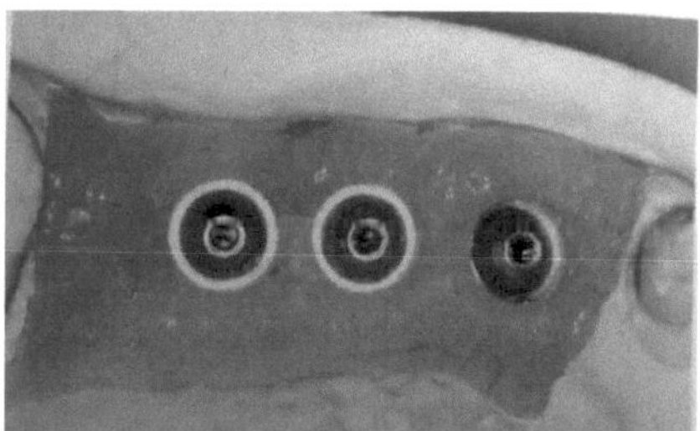

Fig.79 Molde mestre com máscara de tecido mole

PROCEDIMENTO:

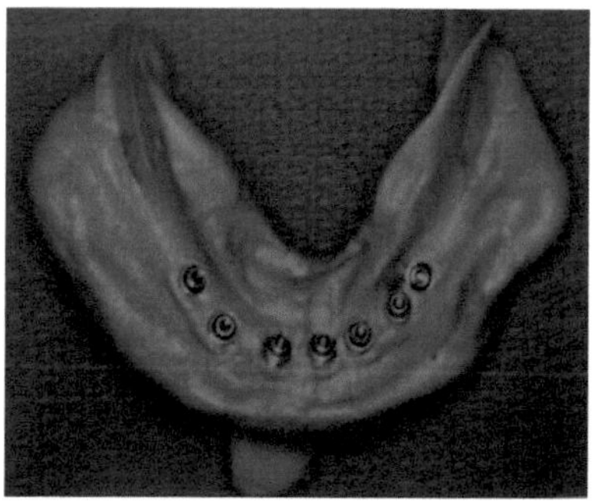

FIG.80 IMPRESSÃO MESTRE

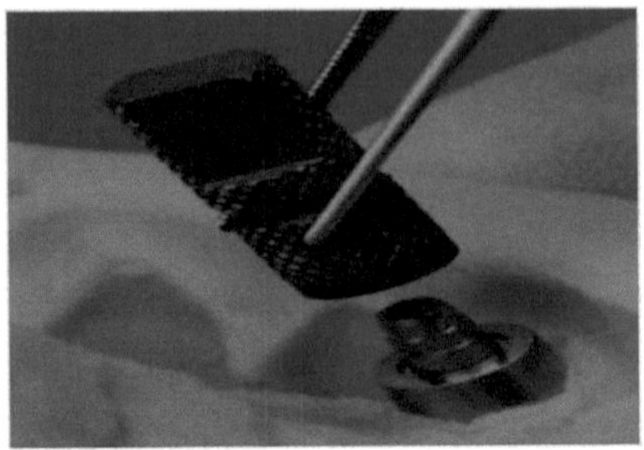

FIG.81 TRANSFERÊNCIA DE ANÁLOGOS DE LABORATÓRIO

As várias etapas envolvidas no fabrico do molde mestre são

1. Transferência do corpo do implante de parafuso análoga à transferência direta do implante na impressão mestre.
2. Encaixotamento da impressão pelo método do gesso e da pedra-pomes.
3. Verter a peça fundida com a pedra de moldagem.

Esta fase corresponde ao fabrico do molde mestre. Assim que a impressão final é feita, as coifas de impressão direta ficam presas nas impressões. Não deve estar presente qualquer material de moldagem entre a coifa de moldagem e o pilar. O pilar correspondente para o análogo de retenção de parafuso é cuidadosamente rosqueado na coifa de transferência de moldagem direta na impressão. A impressão é aparada e encaixotada com gesso e pedra-pomes e vertida com gesso dentário. Quando o gesso tiver assentado completamente, os parafusos compridos são removidos das coifas de transferência de moldagem direta e a moldagem é retirada do molde mestre. As coifas de transferência de impressão rígida podem ser recuperadas da impressão, esterilizadas e reutilizadas.

RESUMO

A vasta aplicabilidade clínica e o ritmo cada vez maior do campo de investigação da implantologia resultaram na evolução de várias técnicas de moldagem de implantes. As opções disponíveis para o dentista melhoraram em termos da disponibilidade de vários materiais de moldagem. Por este motivo, a seleção de uma técnica de moldagem apropriada que se adeqúe às condições dos pacientes e às capacidades operacionais do dentista tornou-se mais difícil. Por conseguinte, é essencial ter um conhecimento das várias técnicas para fabricar uma prótese implanto-suportada bem sucedida. Embora existam várias técnicas disponíveis para efetuar a moldagem para próteses implanto-suportadas, a investigação provou que a técnica de moldagem com moldeira aberta é a que apresenta a taxa de sucesso mais elevada. Uma vez que uma boa moldagem constitui a base para o fabrico de uma prótese bem sucedida, é sensato escolher a técnica de moldagem de acordo com a situação clínica presente. Assim, boas técnicas de moldagem resultarão, de facto, num melhor tratamento e em melhores cuidados para o doente.

BIBLIOGRAFIA

1) Abbas Monzavi, e Hakimeh Siadat,Utilização de espaçadores de cera para a moldagem com massa de lavagem de coifas de impressão Snap-On de implantes; J Prosthet Dent 93;494,2005

2) Alvin G. Wee, Comparison of impression materials for direct multi - implant impressions; J Prosthet Dent 83;323-331,2000.

3) Amerian D.Sones, Complicações com implantes osseointegrados; J Prosthet Dent 62;581-585,1989.

4) Anthony, Albert e Whang, Avaliação clinicamente orientada da exatidão dos materiais de moldagem habitualmente utilizados ;J Posthet Dent 56;4-9,1986

5) Anusavice, Ciência dos materiais dentários

6) Ashish Kakar, Procedimento simplificado de um passo para fazer impressões e registos de relação do maxilar para reconstrução com suporte de implantes; Poshet Dent 74;314-315,1995

7) Assuncao,Wirley e Humberto, Avaliacao de transferencia de impressoes para implantes osseointegrados em varias angulacoes;J Implant Dent 13(4) ;358- 366,2004.

8) B.A.Linke, J.I.Nicholls e R.R.Faucher, Análise da distorção de moldes de gesso feitos de materiais de impressão; J Prosthet Dent 54; 794-802, 1985.

9) Belinda e Eugene, Procedimento de moldagem de duas etapas para sobredentadura retida por implantes; J Prosthet Dent 82; 615-616, 1999.

10) Bi-yan Tsai, Utilização de restauração provisória como coifa de impressão de implantes ;J Prothet Dent 97;395-396,2007

11) Branemark, Osseointegration and its experimental background; J prosthet dent 50;399-410;1983

12) Brent L. Beyak e Winston, Compatibilidade de materiais de impressão elastoméricos para utilização como moldes de tecidos moles ;J Prosthet Dent 76;510 -514,1996.

13) Brian Myung W. Chang, e Robert F. Wright, Uma tala de barra sólida para a técnica de moldagem de implantes com moldeira aberta ;J Prosthet Dent 96;2006 ,143-144

14) Buluent Uludag e Gozde celik, Uma técnica de moldagem alternativa para overdenture retida por implantes; J Prosthet Dent 96;377-378,2006.

15) Buluent Uludag e Volkan Sahin, Uma técnica de impressão funcional para uma sobredentadura suportada por implantes; J oral Implant. 23;41-43,2006.

16) Cabral,Leonardo e Carlos, Análise comparativa de 4 técnicas de moldagem para implantes; J Implant Dent 16(2) ;187-194,2007

17) Carl E. Misch, Prótese de implantes dentários

18) Carr AB. Uma comparação de cinco técnicas de moldagem de implantes para modelo mandibular; Int J Oral Maxillofacial Implants 6; 448-455, 1991.

19) Chee e Jivraj, Técnicas de moldagem para dentisteria de implantes; British Dental Journal 201; 429-432, 2006

20) Chii-Chih Hsu,Philip e Sheldon Uma análise comparativa da exatidão das técnicas de transferência de implantes; J Prosthet dent 69;588-593,1993

21) David Assif,Barry e Joseph Técnica de moldagem modificada para restauração suportada por implantes;J prosthet dent 71;589-591,1994

22) D.H.Pratten e M.Novetsky Reprodução de pormenores de tecidos moles: uma comparação de materiais de impressão; J Prosthet Dent 65; 188-191, 1991
23) D.Herbst Nel e Becker Avaliação da exatidão da impressão para superestruturas suportadas por implantes osseointegrados; J Prosthet dent;355-361,2000.
24) Eric J. Rasmussen Técnica protética alternativa para próteses integradas em tecidos ;J Prosthet Dent 57;198 -203,1987
25) Emad E. Hsje, coifa de impressão direta para um sistema de implantes;J Prosthet Dent 74;434-435;1995
26) Francis S.Tautin Impression making for osseointegrated implants;J Prosthet Dent 54;250-251,1985
27) Gamal Burawi,Frank Houston,Declan Byrne,Noel claffey Uma comparação da exatidão dimensional das técnicas de moldagem com e sem esplintagem para o sistema de implantes bone - lock;J Prosthet Dent 77;68-75,1997.
28) Heather,Igor,Ralph e James Accuray de duas técnicas de moldagem com implantes angulados ;J Prosthet Dent 97;39-356,2007
29) Herbst,DipDent e Becker Avaliação da exatidão da impressão para superestruturas suportadas por implantes osseointegrados;J Prosthet Dent 83;555- 561,2000
30) Humphries,Bloem A exatidão dos modelos de implantes fabricados para impressões de transferência; Int J Oral Maxillofacial Implants 5;331-336,1990.
31) I.Naert ,M.Quirynaen e D.Van steenberghe, Prosthetic aspects of osseointegrated fixtures supporting overdentures;J Prosthet Dent 65;671- 680,1991.

32) J.N.Walton e M.I.Macentee Problemas com próteses sobre implantes ;J Prosthet dent 71;283-288,1994.
33) James E. e Fonda g.Robinson, Técnica de moldagem simplificada para coroas suportadas por implantes Dental Clinics of North America 50;439-449;2006
34) Jason Burns, Richard Palmer e Ron Wilson, Precisão das impressões de implantes em moldeira aberta: uma comparação in vitro entre moldeira de stock e moldeira personalizada; J Prosthet Dent 89; 250-255, 2003
35) Jiunn-chin e Ling, Um método de impressão exato para o fabrico de próteses sobre implantes; J Prosthet Dent 72;23-25,1994
36) John D. Jones, e David A. Kaiser, Um novo sistema de impressão de retração gengival para um implante de forma radicular de uma fase ;J Prosthet Dent 80;370-373,1988
37) John R. Ivanhoe, An impression Technique for osseo integrated Oral implantsJ Prosthet Dent 66;410-411,1991.
38) John w.McCartney e Rozier Pearson, Matriz de estrutura segmentar: Verificação do molde mestre, guia de molde corrigido e modelo de transferência analógica para próteses suportadas por implantes; J Prosthet Dent 71 ;197-2003
39) Jose,Steven e Jeffrey, Avaliação de três técnicas de moldagem para implantes orais osseointegrados;J prosthet dent 69;503-509,1993
40) Joseph Nissan, Eitan Barnea, Eytan Krauze, e David Assif, Técnica de moldagem de implantes para pacientes parcialmente edêntulos; J Prosthet Dent 88;103-104,2002.
41) Jorge,Paul ,Carlo and Gerald, Verification jig for implant -supported prosthesis: Uma comparação de impressões padrão com gabaritos de verificação feitos de materiais diferentes ;J Prosthe Dent 88,329-336,2002
42) Judson Klooster ,Irving e Anthony, Effects of strain rate on the behaviour of elasomeric

impression; J Prosthet Dent 66;292-298,1991.
43) Konstantinos X. Michalakis, Christos D.R. Kalpidi e Kiho Kang, Uma técnica de moldagem simples para implantes colocados em proximidade ou em angulações adversas ;J Prosthet Dent 94;293-295,2005.
44) Leonard B.Shulman,Thomas e Michael S.Block, Dental implants:Historical Perspective - Implants in dentistry.
45) Larry, A fixed prosthodontic tenique for mandibular osseointegrated titanium implants ;J Prosthet Dent 55;232 -242,1986
46) Mariano A. Polack, Método simples de fabrico de uma coifa de impressão para reproduzir a gengiva peri-implantar no molde mestre; J Prosthet dent 88; 392-396, 2002
47) Mark R.Spector, Terry e Jack, Uma avaliação das técnicas de moldagem para implantes osseointegrados; J Prosthet Dent 63;444 -447,1990
48) Malvin E. Ring, Dentistry-an illustrated history (Odontologia - uma história ilustrada)
49) Michael Wise, Fit of implant-supported fixed prosthesis fabricated on a master casts made from a dental stone and dental plaster;J Prosthet Dent 86;532-538,2001
50) Murat C.ehreliand Kivan, Técnicas de moldagem e deformações induzidas pelo desajuste em superestruturas suportadas por implantes: um estudo invitro J Prosthet Dent 26;379-85,2006
51) Nicolas Eid, Uma técnica de moldagem de implantes utilizando um índice de esplintagem de gesso combinado com uma moldagem de silicone;J Prosthet Dent 92;575-577,2004
52) Nopsaran Chaimattayompol, Nancy S. Arbree e Stefanie X. Wong, Um método simples de efetuar uma impressão ao nível do implante quando se tem um espaço limitado, posições desfavoráveis do implante ou angulações problemáticas do implante; J Prosthet dent 87; 684-687, 2002.
53) Nopsaran Chaimattayompol, Chairside fabrication of provisional implant- supported prosthesis using impression copings ;J Prosthet dent 83;374-375,2000
54) Omid Savabi e Farhanz Moldeira de impressão personalizada para implantes dentários; J Prosthet Dent 97; 183-184, 2007.
55) Patrick J. Henry, Um método alternativo para a produção de moldes exactos e registos oclusais na reabilitação de implantes osseointegrados; J Prosthet Dent 58; 694-697, 1987.
56) Paolo Vigolo, Dr Odont, Fulvio Fonzi, Zeina e Giampiero Cordioli Uma avaliação das técnicas de moldagem para próteses de implantes de conexão interna múltipla ;J Prosthet Dent 92;470-476,2004
57) Peng e Hong, Utilização de uma coifa de impressão para retrair a mucosa peri-implantar antes da cimentação do pilar ;J Prosthet Dent 89;422-423;2003
58) Patrick J. Henry, Albert E. S. Tan, e Shinobu Uzawa, Discriminação do ajuste de próteses parciais fixas implanto-suportadas fabricadas a partir de impressões ao nível do implante feitas na fase I da cirurgia; J Prosthet Dent 77; 265-270, 1997
59) Richard J. Windhorn e Thomas R. Gunnel, Uma técnica simples de moldagem de implantes com moldeira aberta; j Prosthet dent 96; 220-221, 2006.
60) Richard W. Toth, Uma técnica de moldagem sem moldeira para restaurações suportadas por implantes: J Prosthet Dent 94;202-203,2005
61) Richard Skalak, Biomechanical considerations in osseointegrated implants; J Prosthet dent 49;843-848,1983

62) Rossensteil, Textbook of fixed prosthodontics (Manual de prótese fixa)

63) Sahin S,Cehreli, The significance of passive framework fit in implant prostodontics;Imp dent 10;85-91,2001.

64) Shiau chin e Wu chen tsye Um método de impressão exato para o fabrico de próteses sobre implantes; J Prosthet Dent 72; 23-25, 1994.

65) Sina Jannesar, DDS Hakimeh Siadat,e Marzieh Alikhasi, Uma técnica de impressão dupla para próteses sobre implantes J Prostodont 16;327-329,2007

66) Souheil Hussaini e Tanya wong, Uma visita clínica para o fabrico de um molde mestre de implantes múltiplos;J Prosthet Dent 78;550-553,1997

67) Virgholo e Maizoub Uma avaliação das técnicas de moldagem para próteses de implantes de ligação interna múltipla; J Prosthet Dent 92;470-476,2004.

68) Vigolo,Millstein Avaliação das técnicas de master cast para próteses de implantes de pilares múltiplos;Int J oral maxillofacial implants 8;439-446,1993.

69) Walton e MacEntee Problemas com próteses sobre implantes: Um estudo retrospetivo; J Prosthet Dent 71;283-288,1994

70) Winston W L. Chee e Marc L. Alexander Técnica de impressão para arcadas que requerem restaurações com implantes e dentes naturais; J Prosthodont 7; 45-48, 1998

71) Yasuyuki Matsushita e Masafumi Kihara Uma técnica de moldagem de implantes modificada;J Prosthet dent 87;343-344,2002

72) Ying-Chin Peng, Song-Bor Kuo, Yu-Fu Shen, e Hsiang-Hsi Hong Utilização de uma coifa de impressão para retrair a mucosa peri-implantar antes da cimentação do pilar ITI ;J Prosthet Dent 89;422-423,2003.

ÍNDICE DE CONTEÚDOS

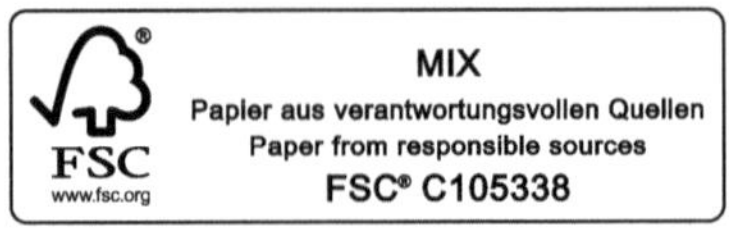

Printed by Books on Demand GmbH, Norderstedt / Germany